強い血管をつくる5つの習慣

1日10分！

日本循環器学会専門医
杉岡充爾

同文舘出版

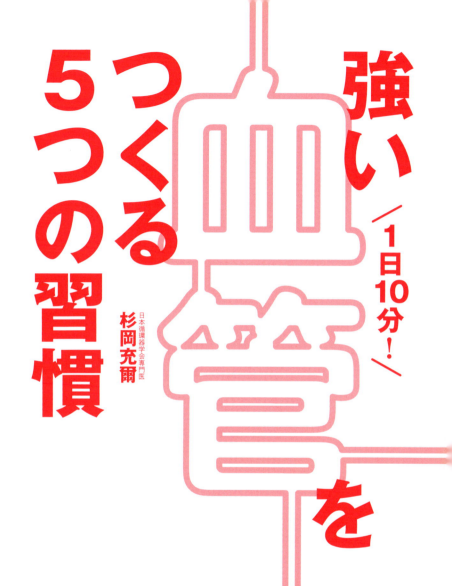

はじめに

みなさんは、「血管は健康維持にとても大事ですよ」「血管強化が必要ですよ」と言われてどう思われますか？

血液サラサラとかドロドロのこと？

血管の病気って何があるんだろう？

血管って、カラダの中で何をしているのかよくわからない。

血管って、そんなに大事なの？

血管の病気なんて、そうそうならないでしょ？

がんは怖いけどねえ、しょせん血管でしょ？

など。

なかなかピンとこない人が多いのではないでしょうか？

でも、実はこんな事実があります。

日本人の４人に１人が血管の病気で死んでいる。

これは、厚生労働省が発表した平成23年の日本人の死亡率からの話です。

これをのぞいてみると、
第1位は悪性新生物。いわゆる「がん」です。

第2位は心疾患。心臓発作です。突然死の多くはこの心疾患が原因です。

第3位は肺炎。

第4位は脳血管疾患。脳卒中のことですね。

この中で、第2位の心疾患と第4位の脳血管疾患は、いずれも血管の病気です。

その占める割合はなんと25％！

日本人の4人に1人は血管病で命を落とす計算です。

言い換えると、あなたかあなたの身近にいる人の誰かは、将来、血管の病気になると言えます。

なぜ、こんなに多くの人が血管病で命を落とすのでしょうか？

それは、現代社会特有の問題点に行き着きます。

偏食、外食、コンビニの普及などによる食生活の変化のせいで起こるカロリー過多の栄養不足。これが血管や血液の栄養失調につながり、生活習慣病と心臓血管病の急増を起こす。

さらには、複雑な社会環境や人間関係、紫外線など、ココロとカラダのストレス過多のせいで心臓や脳の血管に突然起こるけいれん。それが血流を遮断し、突然死を起こす。

あなたにも経験がありませんか？　ついつい続いた偏食、ストレスがたまって体調が悪い、疲れが取れない、朝目覚めたら顔がむくんでいた、など。それが結局はあなたの血管を壊し、血液を汚し、血行を低下させ、さまざまな病気の原因になっていくのです。

これが未来の病気、未来の血管病をつくり出しているのです。

それだけではありません。肌の血色も、腸内環境の乱れも、記憶力の減退も、ストレスのコントロールも、すべては健康な血管がないと始まりません。健康な血管のもと、健康な血液を送り出すことが大事です。

では、健康を維持したいのなら、未来の病気・未来の血管病になりたくないのなら、これから何をしなければいけないのでしょうか？

そして血管病が始まるとき、血管には何が起きているのでしょうか？

血管が詰まって命を落としてしまう原因は大きく2つに分かれます。

ひとつは、血管の構造不良。

構造不良はなぜ起こるのか？　これは健康な血管を構成する材料が足りないからです。

構造が弱いと血管の壁はもろくなり、破裂してしまうこともあります。

ですから、正しい材料が何かを知っていただき、それをカラダに取り入れるとともに、間違った材料を体内から排除するという習慣が必要です。

もうひとつは、血管の機能異常です。

血管は収縮と拡張を常に繰り返すことで全身に血液を送っています。この収縮と拡張は、ココロとカラダの緊張とリラックスのバランスに非常に似通っています。緊張すると血管は収縮し、リラックスすると血管は拡張します。

しかし、ひとたびココロとカラダの緊張が続く、いわゆるストレス過多になると血管の収縮が過剰に起こってしまいます。これが血管を詰まらせ、突然死を引き起こすのです。

ココロのストレスが血管のストレスに直結してしまうのです。

ですから、血管のストレスを取り除く習慣も必要になってきます。

私は20年余りにわたり、救急病院といういわば修羅場ともいえる病院で数えきれないほどの心臓血管病の方と向き合ってきました。

その経験から、血管病を防ぐためのとてもとても大切な、そして根本的な方法に気づきました。

本書では、その方法をどう実践していくかということ、どう血管を強化していくのかということをお話ししています。

難しいことをやる必要はありません。大事なことは、何をすればよいか、何をしてはいけないか？

本書では、この血管の異常を元に戻すために必要なことを、5つの習慣としてまとめてあります。

その習慣とは、「血管への正しい栄養補給」「血管のデトックス」「血管のトレーニング」「血管ストレスの排除」「血管を意識するライフスタイル」の5つです。

そして、本書の後半では1日10分でできる、5つの習慣の具体的な使い方についてお話ししています。

1日10分この習慣を守るだけで、あなたの血管は若返り、病気にならないカラダが、細胞ができ上がるのです。病気にならない血管を再生させること、それこそがあなたのカラダをさらなる健康ステージへと引き上げてくれます。

これをすれば、あなたの未来の病気は必ずや防げます。

私の言うとおりに始めてみましょう。病気を防げるだけでなく、今より一歩も二歩も上の健康を手に入れることができます。

血管強化で病気にならないカラダの土台をつくる。血管強化で真に健康なカラダをつくる。これこそが、本当のアンチエイジングではないでしょうか。今こそ、血管アンチエイジングが必要なのです。

この本を手に取っていただいたあなただけに、ぜひお伝えしたいことがあります。それは、①今日から血管の強化に目覚めて、未来の健康をしっかりと手に入れましょう、ということ。そして、②この本の通りに実践していただければ、必ずや健康な血管、カラダの中からの真の健康が手に入れられる、ということです。

さあ、今日から血管強化です。

この血管の強化書が、あなたの最適な健康の道筋へのお手伝いとなれば幸いです。

杉岡 充爾

2章 血管強化のカギを握る5つの習慣とは

3章 血管を強化する栄養をとろう

4章 血管のデトックス

5章 血管強化トレーニング

6章

血管のストレスコントロール・イメージコントロール

7章　始めよう！　1日10分で血管強化

装丁　二ノ宮匡（ニクスインク）
DTP・図版　ムーブ

1章
血管強化はこんなにスゴイ

救急病院で気づいたこと

私は、救急病院の心血管センターというところで約20年働いてきました。

そこは、いわば戦場。テレビでご覧になったこともあるのではないでしょうか？

「救急病院24時！」的な番組を。

そこでは日夜、まさに文字通り日夜、心筋梗塞などで血管が詰まった方、動脈瘤破裂などで血管が破れた方など、多くの方々の命を救う治療をしていました。

血管の詰まりや破裂は待ったなし、すぐに治療を行わないと命にかかわります。

それでも、病院までたどり着ければまだよい方。

血管が詰まったとたん、破れたとたんに心臓が止まってしまい、病院にたどり着くことができなかった方もたくさんいらっしゃるのです。

心臓血管病は、ある日突然やってきます。

救急病院で働いていた間、私は実に多くの同じ言葉を患者さんや患者さんのご家族から耳にしていました。

それは、「昨日まであんなに元気だったのに」「昨日までなんともなかったのに」という言葉でした。

しかし、本当にそうなのでしょうか。

本当に、今まで何の兆候もなかった人が、ある日突然、病に倒れるのでしょうか？

結論から言ってしまうと、答えは「いいえ」です。

血管病は「沈黙の病気」と言われています。

血管はギリギリの状態になるまで文句ひとつ言わず、あなたのために頑張ってくれます。

そして、「もうだめだー」というところで突然詰まってしまう、破裂してしまう。

あなたの知らないところで、あなたの血管はすでに悲鳴を上げているかもしれません。

ですから、そうなる前に日ごろからの血管メンテナンスの大切さに、ぜひとも気づいていただきたいのです。

では、いったい何に気をつければいいのでしょうか？

私は、20年もの救急医療での経験から、あることに気づくようになりました。

生活習慣病を防ぐことはもちろん大事。

しかし、そのもっと奥に血管病の根本原因が潜んでいることに。

その根本原因とは、**「血液栄養バランスの乱れ」「ストレスバランスの乱れ」「身体バランスの乱れ」**でした。

「血液栄養バランスの乱れ」とは、いわば生活習慣病の原因となるものです。血管に必要な栄養素が極端に欠乏し、不必要なものばかりがカラダに蓄積する。この栄養バランスの乱れが生活習慣病を招き、血管の詰まり、破裂へと進んでいってしまいます。

「ストレスバランスの乱れ」とは、過剰な身体的神経的ストレスがたまっている状態を指します。

現代社会特有の多くのストレスが、知らず知らずのうちに蓄積し、その影響がやがて血管へ。とくに、生活習慣病のない一見健康そうな人の突然死の原因となっています。

「身体バランスの乱れ」とは、圧倒的運動不足による血管の老化です。

仕事に追われて運動を怠っていたがゆえに、血管の若々しさも同時に失っていたのです。

血管病は、ある日突然降ってきます。そのときに突然あなたの人生が狂う。そんな人生を望まないのならば、私と一緒に、血管病の根本原因をなくすための血管強化にぜひ取り組んでください。

血管病はがんより怖い

心筋梗塞や脳卒中などの血管病とがんを比べてみたとき、どちらの方が怖いというイメージを持っていますか？

がんの方が怖い、と考える方も多いのではないでしょうか？

血管病の多くは動脈硬化が原因となりますが、あまり死と直結していない。一方、がんになってしまったら、もう人生が１８０度変わってしまう！　という感じでしょうか。

ある病気にかかってしまった後に、５年間でどれくらいの方が長生きできるかという医学会での尺度があります。

５年生存率と言われているもので、医者同士では「この病気の５生率は何％だから予後がよい、または悪い」という言い方をよくします。

これを尺度にして、血管病とがんを比べてみましょう。

血管病は、心臓や頭だけではありません。

足の血管が詰まってしまう「閉塞性動脈硬化症」という病気がありますので、こちらと乳がんを比べてみましょう。

乳がんの5年生存率は約89％。一方、閉塞性動脈硬化症では約70％。さらに、足の血流が非常に悪い人の5年生存率は50％以下。

おわかりでしょうか？

血管病の方がいかにタチが悪いかが。

しかも、心臓や頭ではなく、足の血管病でこの結果なのです。

足の血管病は、発症してすぐに命を落とすことはまずありません。

ですから、発症後の患者さんの生存率をデータ化できます。

しかし、心臓や頭の病気の場合、病院にたどり着く前に命を落とす方が大勢いますので、統計データでは測り切れません。

つまり、心臓や頭の血管病は、これよりもはるかに危ないということが言えるわけです。

心臓や頭の血管病とがんの大きな違いは、まさに病気を起こしてから命を落とすまでの期間が大きく違うところにもあります。

もちろん、どちらの病気にもなりたくありませんが、がんになってしまった場合、がんになってから残念ながら命を落とした場合でも、それまである程度の期間があります。

一方、血管病は、あるとき、前触れなく突然襲ってきます。

そして、瞬く間にあなたの命を奪っていく。

残されたあなたの大切な人たちは、あなたとの別れを悲しむ余裕すらないのです。

「昨日まで元気だったのに」は、血管病には当てはまらない。

血管病はがんより怖いといえる理由がおわかりになったでしょうか？

しかし、この血管病、よい点だってあります。

それは、しっかりと早いうちからメンテナンスをしておけば、必ず予防できるという点です。

血管病が怖くなってきたあなた、だんだんと血管強化をしたい気持ちになってきましたか？

血管はストレスの鏡

誰でも、ストレスがたまる経験をしたことがあると思います。

たとえば、仕事で失敗したとき、人間関係でイライラしたとき、思い浮かべればいくらでも出てきそうですね。

これは、いわゆる「ココロのストレス」です。

一方、自分では感じることのないストレスというものに私たちは日々さらされているのをごぞんじですか？

それは、紫外線・排気ガス・受動喫煙、そして化学物質が多く含まれる食品を口にすることなどです。

これはココロで感じるストレスではなく、あなたのカラダに直接ダメージを与える、いわば「カラダのストレス」です。

ストレスがたまっているときの自分を想像してみてください。

おそらく、血圧は上昇し、イライラして心拍数は上がり、手に汗を握り、手足はひんやりとしている。

おおむね、こんな状況ではないでしょうか？

このとき、ココロもカラダも緊張していませんか？

ストレスがたまると、心身は緊張状態になるのです。

戦闘状態と言ってもいいでしょう。

では、このときに、あなたの血管はどうなっているのでしょうか？

血圧が上がっているために、手足の血管はぎゅーっと強く収縮しています。

この過剰収縮のために手足は冷えて感じられ、心臓はバクバクと脈打ち、負担は相当増えていることでしょう。

すなわち、血管に強いストレスがかかっている状態です。

実は、血管にはストレスの影響が非常に強く出やすいのです。

ストレスがたまっているときには血管も緊張するし、リラックスしているときには血管もリラックスしています。

血管はあなたのストレスに敏感に反応します。

血管はあなたのストレスを映し出す鏡なのです。

では、一日中多くのストレスにさらされ続けているとどうなるのでしょうか？

想像つきますよね？　血管も、常にストレスにさらされることになります。

血管が緊張し続けるのです。

すると、圧力の高い血流が血管に頻繁にぶつかっていくために、血管には傷がつきやすくなります。

この状態が長く続いていると、やがて血管は傷だらけ。修復不可能となっていきます。


また、血管は緊張し続けると突然けいれんしてしまうこともあります。

このけいれんは何の前触れもなく突然起こります。

爆弾が、突然ドカーンと爆発するようなものです。

すべてが突然なのです。

そして、この現象が心臓に起こると……。

突然の心臓停止に至ります。

突然死の最大の原因のひとつは、血管のけいれんによると言われています。

仕事が忙しくて、朝から晩まで気が抜けない。

いつもイライラしがちで、ココロの休まるときがない。

細かいことが気になってしまい、なかなか落ち着けない。

あなたは大丈夫ですか?

血管強化のために、ココロとカラダのストレスコントロールが必須ということがおわかりいただけたでしょうか?

誰も気づかなかった血管強化

どうでしょう？

ここまでで、血管があなたの健康のために非常に大事だということがおわかりいただけたでしょうか？

血管が大事だと理解できたなら、次に必要なこととは何でしょうか？

それは、血管によいことを取り入れ、悪いことを排除すること。

そして、血管を健康的につくり上げる、健康的に強化していくことです。

この血管を強化するという考えは、今まであまり重要視されてきませんでした。

何しろ目立たない存在ですからね。

でも、考えてみてください。

血管はカラダのどこにありますか？

頭の先からつま先まで、まさにカラダの隅々まで、くまなく張りめぐらされていますよね。

脳は頭の中だけ、腸や肝臓はお腹の中だけにしかありません。

もちろん、すべての臓器それぞれが、非常に大切なものであることは言うまでもありません。

では、そのすべての臓器をつないでいるものは？

そうです。「血管」です。

血管は全身のあらゆる臓器、器官の橋渡し役となって全身をコントロールしています。

血管がうまくバランスをとるからこそ、全身の臓器は互いにつながり合い、協力し合うことができます。

また、血管はすべての器官へ栄養を送る大切なパイプになっています。

パイプ（血管）が汚れていては、汚れの混じった栄養分（汚い血液）が全身へ運ばれることになります。

すると、全身の臓器の栄養状態が低下し、あらゆる臓器の機能も弱っていきます。

同様に、血管が途中で狭くなったり詰まったりすると、血行不良に陥ります。

すると、同様に臓器に十分な栄養が運ばれなくなり、内臓の機能はどんどん低下していきます。

それが、まさに病気の種となっていくのです。

どんなに器官が正常でも、血管が正しく機能していなければ始まりません。

ということは、正しく血管を強化することができれば、全身に十分な栄養が行き届くことになります。

血管を強化できれば、健康がもれなく手に入るということですね。

まさに、血管は健康の土台と言えます。

ただ、血管強化を始める上で忘れてはいけないことがあります。

それは、**「血管は甘やかすとサボる」**ということです。

血管は常に刺激を受けていないと簡単に衰えてしまうのです。

血管強化の正しい方法を知った上でそれを維持し続けること。

血管強化に気づいてしまったあなた、あとはやるだけですよ。

血管強化は未来の病気を防いでくれる

先ほどから血管強化の必要性、重要性を述べてきました。

そして、血管は全身に栄養を運ぶことで内臓を健康にする役目があることもお話ししました。

ここで少し考えてみましょう。

そもそも、人はなぜ病気になるのでしょうか？

血管が、ある日突然、動脈硬化を起こして破裂したり詰まってしまったり、内臓が、ある日突然、がんになるわけではありませんよね。

人の寿命の4分の1は遺伝で決まるが、4分の3は生活習慣で決まると言われています。

ということは、病気の原因の多くは生活習慣にあると言えるはずです。

生活習慣病の始まりは、臓器・器官の機能異常、形態異常です。

もっとミクロの世界で考えて、突き詰めてみましょう。

病気は、カラダに60兆個もあると言われている細胞1つひとつの機能低下が原因とも言えます。

細胞は外部からのさまざまなストレスなどによって、変性したり酸化したり、場合によっては突然変異を起こしたりします。

このような機能異常を起こし、制御不能と判断された場合、細胞は自ら死を選びます。

これがアポトーシスと言われる状態で、異常細胞の増殖を防いでいます。

しかし、細胞の機能が低下すると、このアポトーシスがうまくいかなくなってしまうのです。

カラダの中は変性・酸化・突然変異を起こした異常細胞であふれ、結果としてがんをはじめとする多くの病気をつくり出します。

では、なぜ細胞の機能が低下してしまうのか？

ここに大きく、細胞の栄養バランスの乱れが関連してきます。

生活習慣の乱れが、病気をつくります。

生活習慣の乱れで、必要な栄養素が細胞に送り届けられないのです。

そのために、細胞の機能が低下してしまっているのです。

逆に、細胞に十分、正しい栄養を送り届けることができたなら、多くの病気が未然に防げると言えます。

では、十分な栄養を送るためにはどうするか？

健康な血管をつくり、健康な血液を流し、健康な血行を維持できればよいのです。

そこではじめて全身の細胞は活性化するのです。

血管強化は、未来の病気を防いでくれます。

血管強化は、その一番確実で科学的な方法と言えるのです。

改めて言います。血管こそ健康の源です。

血管の強化とは、まさにカラダの中から強化すること、カラダの中から健康をつくり出すということ。

これが本当に必要なことなのです。

最近、アンチエイジングということが健康維持に必要だとよく言われています。

でも本当に必要なのは、血管のアンチエイジングです。

血管アンチエイジングこそが、真のアンチエイジングだと言えます。

「人は血管とともに老いる」という有名な言葉があります。

しかし私は言いたい。

「人は血管とともに若返る」

間違った習慣は血管老化への道

あなたの目の前にはあなたの血管でつくられた未来へ向かう2つの道がある。

ひとつは血管強化、もうひとつは血管老化。今までのあなたは、どちらの道を歩いてきたのでしょうか？　チェックしてみましょう

あなたの血管老化度チェック

- □ 以前と比べ、明らかに体重が増加している
- □ お腹が出てきたのが気になる
- □ 食事時間が短い
- □ パンやパスタが大好き
- □ 油を口にしないように心掛けている
- □ カロリーが高いから肉をあまり食べない
- □ 野菜をあまり食べない
- □ 外食が多い
- □ ファーストフードやコンビニをよく利用する
- □ 酒をよく飲む方だ
- □ タバコを吸っている
- □ お風呂はシャワーで済ます
- □ 便秘がちである。または下痢が多い
- □ 普段、カラダをまったく使っていない
- □ カラダが硬い
- □ 運動は相当量行っている
- □ ストレスがとても多い
- □ 睡眠時間は短い方だ
- □ よく悪夢を見る
- □ 毎日がとても忙しい
- □ 責任感が強い方だ
- □ 自分は病気にならないと思っている

あてはまる個数が0〜5個の方

おめでとうございます。あなたの血管はまだ老化していないようです。

このままの生活を維持して、血管強化に努めましょう。

あてはまる個数が6〜10個の方

あなたの血管は老化が始まっています。

でもまだ大丈夫。正しい血管強化の方法をぜひ本書で勉強してください。

あてはまる個数が11〜15個の方

かなりあなたの血管は危険です。

今すぐ血管強化に取り組む必要があります。

あてはまる個数が16個以上の方

まだ血管は詰まっていませんか？　だとしたら信じられません。

あなたの血管は爆発まで秒読み態勢に入っています。

もう猶予はありません。必死で頑張ってください。

チェックリストを終えて、どう感じましたか？

未来のあなたは血管強化の道と血管老化の道、どちらの道を進みますか？

血管強化で心臓病・脳卒中を防ぐ

さて、血管を強化すると、どんないいことがあるのでしょう。ここからいくつか例を挙げて説明していきましょう。

まずひとつめ。

血管強化で血管の病気を防ぐことができる！

言い換えれば、心臓病・脳卒中になりにくいカラダをつくれるということ。

ある意味、当たり前と言えば当たり前ですが……。

血管強化で何よりもうれしいことは、突然襲いかかる血管の詰まり、破裂を恐れずにすむこと。

脳卒中は、突然、脳の血管が破裂したり詰まってしまう病気。突然の脳卒中で突然の半身不随や寝たきり生活が始まります。

心筋梗塞は、心臓の血管が突然詰まってしまう病気。この場合、心臓が突然止まる突然死を引き起こしかねません。

動脈瘤破裂も、知らないうちに大きくなった血管が突然破裂し、命を奪います。

血管強化でこれらが防げるなんて、すばらしいと思いませんか？

血管強化をする前のスタート段階で、すでに血管にダメージがたまっている方もいらっしゃることと思います。

ここで、大きな血管病の前兆について少しお話しします。

もし、次のような前兆があれば、一刻も早く血管専門医を受診することをお勧めします。

心臓病の場合

心臓の血管が何の前触れもなく突然詰まって心筋梗塞を起こす人が多い中、運がいい人は、血管が詰まりかけた状態で病気がいったんストップすることがあります。この状態では血管が狭いため、心臓への栄養が足りなくなる、狭心症と呼ばれる病気となります。

狭心症の症状で典型的なのは、歩いている最中に息が切れてくる、胸が締め付けられる、動悸がしてくるという状態です。

脳卒中の場合

脳卒中も同様に、突然脳の血管が破れたり詰まってしまう前に、前兆の出る方がいます。

一過性脳虚血発作と言われるものです。一時的に強く脳の血流不足の状態になるので、一時的に脳卒中の症状が出ます。たとえば、突然、箸を持っていた手に力が入らなくなって箸を落としてしまう。5分もすると元に戻る。「あれ？　さっきのはいったい何だったんだろう」というような症状です。

動脈瘤の場合

動脈瘤は最も前触れのない血管病ですが、破裂の直前にのみ動脈瘤周辺に痛みが出ることがあります。

足の血管の場合

足の血管が詰まりかけると、歩行時に足の痛みが出てきます。100メートル歩くと足が痛くなるという症状から始まり、その距離が50メートル、10メートルと減っていき、しまいには歩かないのに足が痛く、冷たくなり、感覚も鈍くなる。そうなると、下肢の壊疽《えそ》などが起こり、足を切断しなければいけなくなる方もいらっしゃいます。

これらはすべて、血管病のＳＯＳのサインです。
こんなことにならないための血管強化、大切ですよ。

血管強化でデトックス効果も

デトックスという言葉も、最近は誰もが知るようになり、すっかり定着しましたね。デトックスの本来の意味は、毒素を排除するという意味です。

知っていましたか？　この毒素、大量に、そして常にあなたのカラダに入り込み続けてきているということを。

しかし生きている以上、このことから避けようとしても避け切れません。

たとえば、私たちが普段吸っている酸素。人間は酸素なしではもちろん10分と生きていけませんよね。

でも、実は酸素だって毒になるのです。

人間が取り込んだ酸素のうち、約２％は活性酸素というものに姿を変えていきます。

活性酸素は、非常に強い攻撃性があります。

外からばい菌が入ってきたとき、この活性酸素は菌を殺す上で非常に役立ちます。

つまり、殺菌能力に優れているのです。しかし、正常な細胞を攻撃してしまうこともあり得ます。

体内には活性酸素を消去する消去システムが働いているので、通常では活性酸素はあまり悪さをしません。

しかし、現代社会では、さまざまな毒素が体内に入り込む機会が多すぎるのです。

たとえば、紫外線の増加、化学物質が多く含まれた食品などがその代表です。

もちろんストレスでも、活性酸素は増えていくのです。

そうなると、もはや体内の活性酸素消去システムだけでは活性酸素を消去しきれなくなります。

毒素は活性酸素だけではありません。

今や活性酸素をはじめとする悪玉物質が、体内に大量にはびこっているのです。

この状況、もちろん血管にだってよくないですよね。

だからこそのデトックスです。

実は血管強化をすることで、デトックス効果が抜群にアップされます。

そして、デトックスされると血管もさらに強化されます。

まさに、相乗効果と言えます。

どうしてこのようなことが言えるのか……。

カラダの中で、毒素を排除する器官はいろいろありますが、その代表は腸と肝臓です。

血管が強化され、腸の血流がアップすると、腸の健康状態が改善します。

腸にはいらない毒素をカラダに入れないバリア機能があるので、そのバリア効果もアップ。同時に、必要な栄養分を取り入れる能力だって上がります、

一方、肝臓はまさに解毒の臓器。カラダに入り込んだ毒物を分解して、体外に排出してくれます。

血管強化で肝臓の血流がアップすれば、もちろん肝臓の解毒効率も上がるというメカニズムです。

また、毒素は汗からも排出されます。血管強化で毛細血管の血流がアップすれば、体温が上がり、代謝が上がる。結果として汗もかきやすくなります。

血管強化でデトックス！　です。

お肌もちもち肌美人

ここで、血管強化とお肌の関係について話をしたいと思います。

キレイな肌と言えば、女性の方はみなさん気になるところですよね。

キレイな肌、もちもち肌をつくり出しているものは何でしょう？

女性の方なら当然ごぞんじ、コラーゲンですね。

ちまたでは、コラーゲン配合の化粧品や飲み物さえも出ています。

でも、あれ、効くのでしょうか？　コラーゲンって塗ったり飲んだりして、効果があるんでしょうか？

効果はきわめて怪しいと言わざるを得ません。コラーゲンはきわめて分子量の大きい物質で、そうそう体内へは入り込めません。

せっかく高価なコラーゲン飲料を飲んでいても、その価値は？　となってしまいます。でも、コラーゲンが肌にいいのは間違いありません。

どうすればよいのでしょうか？

それはコラーゲンの材料を、カラダに取り入れればよいということです。

材料が豊富にあれば、体内で勝手にコラーゲンをつくり出してくれるのです。

では、コラーゲンの材料とは何か?

それは、タンパク質とビタミンCと鉄です。

ということは、お肌をコラーゲンでいっぱいにしたいならどうすればいいと思います?

そう、タンパク質、ビタミンC、鉄を、しっかり食事に取り入れるということです。

でも、食事に取り入れておけばもう大丈夫でしょうか?

残念、あと一歩。

そのコラーゲンの材料を、しっかりと肌まで運ばないといけません。そこではじめて活躍してくれるのですから。そしてその役割を担うのが、血管です。

コラーゲンは血管というパイプで運ばれて、肌の毛細血管に到達します。

もし血管が細くなっていたり、弾力性が低下して固くなってくると、毛細血管まで十分な材料が運ばれずに、カラダの末梢血管は詰まり、お肌は深刻な栄養欠乏になります。

ニキビができやすかったり、肌荒れが多い原因は、肌周りの血行が悪いことにあるのです。

肌美人になるために必要なことは2つ。それはコラーゲンの材料をしっかりとることと、血管を強化し血管を開いてあげることで、コラーゲンを肌の隅々まで運んでいくことです。

また、肌の血管が強化されれば肌の血行もよくなるわけですから、文字通り血色がよくなり、つやだって出てきます。まさに肌色の肌になるわけです。

肌周りの毛細血管がしっかり開いて血流がアップすれば、見た目の肌はまったく違って見えてきます。

しかも、外から何も塗ったわけではなく、まさにカラダの内側から健康的な美人をつくり出してくれるのです。

血管強化で、素敵なお肌も手に入っちゃうんですね。血管強化、すごいでしょ?

疲れにくいカラダが手に入る

血管が強化されれば、疲れにくいカラダがもれなく手に入っちゃいます。

そもそもカラダは、どうして疲労感を感じるのでしょうか?

それは、カラダに疲労物質や老廃物が蓄積してしまっているからです。

疲労物質や老廃物は、カラダがエネルギーを使った後の代謝産物とも言えます。いわゆるカラダに残った燃えかすです。

疲れないようにするには、老廃物をつくりにくいカラダにする、老廃物を排出しやすいカラダにするという2つの方法が考えられます。

血管強化のメリットは、こんなところまで関係してくるのです。

血管強化ができるようになると、まず血管が柔らかくなり弾力性が増します。同時に血液中の栄養分も改善され、血流には勢いが出てきます。全身に十分な栄養が行き届きやすくなるということです。

するとカラダの器官のエネルギー効率が上がります。つまり、老廃物ができにくいカラダになるのです。

車にたとえると、電気自動車のようなものですね。燃費がよくなり、排気ガスを出さなくなるわけです。

と同時に、カラダにたまってしまった老廃物も血管に効率的に運び入れて、洗い流してくれます。

それが同じく血管強化され、解毒力の上がった肝臓で代謝されることになり、老廃物の排出能力も上がるのです。

つまり血管が強化されれば、疲労物質が体内に蓄積されにくくなります。効率的に血管強化が継続できれば、血液は浄化されます。浄化された血液は、免疫力の向上に役立つでしょう。カラダの再生力も向上し、運動パフォーマンスの向上も期待できます。すべては、疲れにくいカラダを手に入れることにつながっていくわけです。血管が強化されると全身の細胞機能が上昇し、それが内臓機能、体内のあらゆる器官の機能向上へとつながります。

脳が疲れにくくなれば、記憶力が向上するでしょう。腸が疲れにくくなれば腸内環境の改善に役立ち、便秘などの悩みから解放されるはずです。

筋肉の血行が改善されれば、疲労物質もたまりにくくなり、運動後の筋肉痛に悩まされることもなくなるでしょう。

血管強化こそ、本当の肉体強化です。

この1章から血管強化で得られること、血管強化の必要性がなんとなくわかってきましたか？　次からは血管強化の肝、血管強化を実践するためのカギ、具体的な取り組み方についてお話ししていきます。

次の2章では、血管強化に必要な「5つの習慣」についてお話しします。

2章

血管強化のカギを握る5つの習慣とは

血管病の本当の根本原因はこれだ！

この章では、最初に血管病の本当の原因とは何かについてお話ししたいと思います。

血管の病気になりやすい人って、どんな人だと思いますか？

血管が硬そうな人？　心臓や血管に負担がかかっていそうな人？　たとえば肥満？　高血圧？　糖尿？　暴飲暴食？　タバコ？　などが挙がるでしょうか。

これ、いわゆる生活習慣病とかメタボと言われる人たちを指していることにお気づきでしょうか？

メタボとは、メタボリック症候群の略です。

メタボリック症候群の人は、小太りから始まって多くの病気を抱え込みがちです。

ちょっと次ページの図を見てください。いろいろな病気が書いてありますね。

これは、メタボリックドミノと言われているものです。

メタボに関する病気の流れを、いわばドミノの始まりから終わりへと病気が進んでいくさまとして描かれています。

メタボリックドミノ

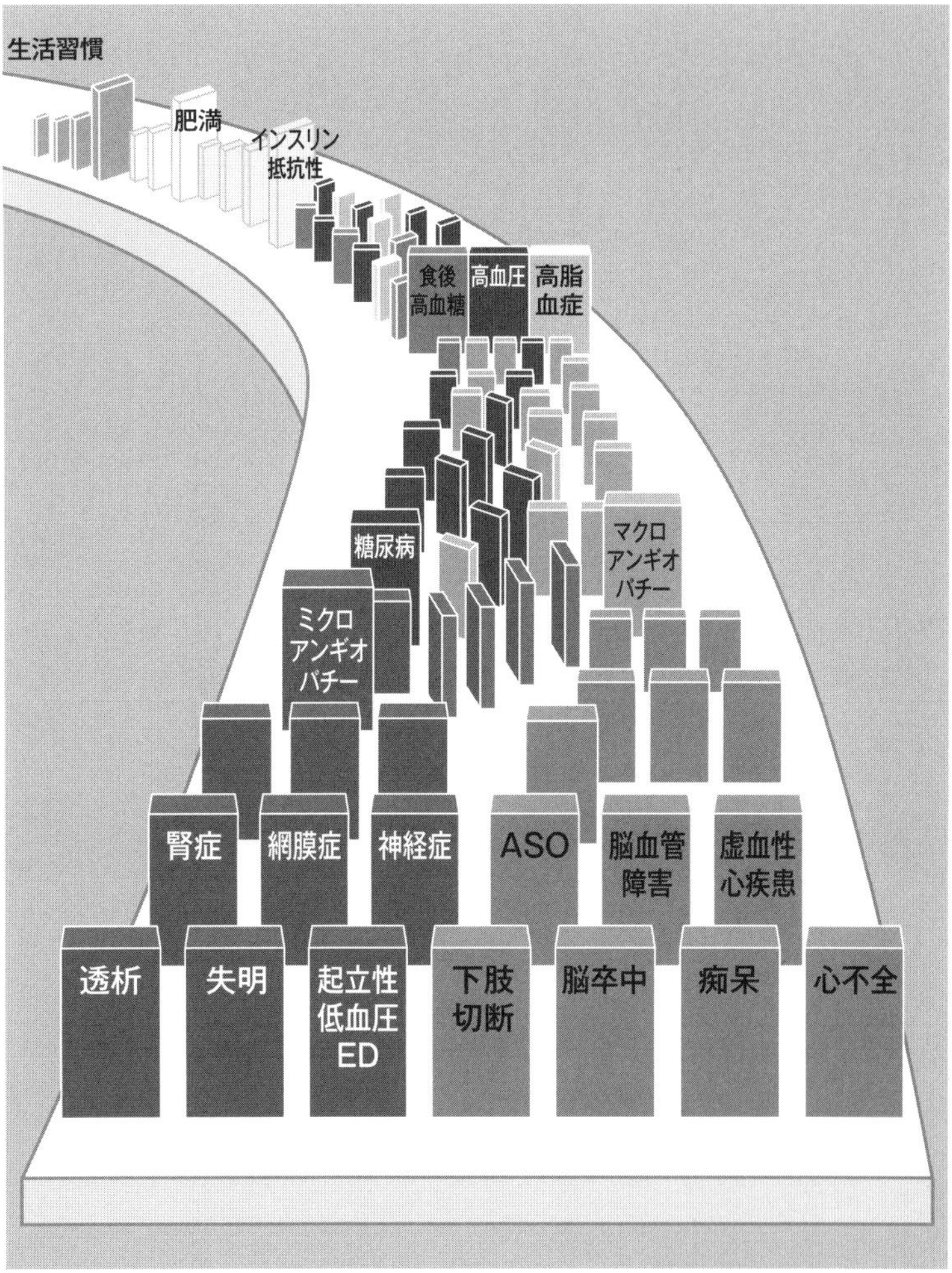
生活習慣
肥満
インスリン抵抗性
食後高血糖
高血圧
高脂血症
糖尿病
マクロアンギオパチー
ミクロアンギオパチー
腎症
網膜症
神経症
ASO
脳血管障害
虚血性心疾患
透析
失明
起立性低血圧ED
下肢切断
脳卒中
痴呆
心不全

一番最後には、心不全、脳卒中、下肢切断、透析など、死に直結する病気やその状態が多数書いてありますが、これをよく見ると、みんな血管が破裂したり詰まったために起きている病気であることがわかります。

実は、メタボリックドミノとは血管病の進行を表わしている、と言えるのです。

このドミノの少し手前には糖尿、高血圧などの生活習慣病が、さらに手前を見てみると肥満、とありますね。

では、肥満の手前、一番最初には何と書いていますか？

生活習慣、と書いてあります。

そうなんです。生活習慣の乱れがこのドミノの始まりなのです。

生活習慣の乱れこそが血管の病気を引き起こすということです。でも、よく見てみてください。

生活習慣病になったときには、すでにこのドミノ、結構なゴール近くにまで来てしまっているがおわかりですか？

ということは、生活習慣病になってから血管強化を始めても、すでに相当出遅れてしまっているということなのです。

生活習慣病のコントロールはもちろん大事。生活習慣病になってから、その先のドミノを倒させないようにすることは非常に重要です。でも、それでいいのでしょうか？

血管が詰まる前に、破れる前に手を打つ。いや、もっと早く、生活習慣病になる前に手を打つ。さらには肥満になる前に、もっと言えば、生活習慣が乱れる前に血管強化を行なうことが必要です。

すべては、早くから早くからの準備が大事です。

このドミノの最初の駒こそ、血管病の根本原因です。

生活習慣の乱れを直すことが血管強化につながることがわかりましたね。

この章では、この根本原因を治すための方法論について述べていきます。

血管若返り成分「NO」とは？

ここでは、血管強化において最も重要で必要な成分、NOについてお話しします。

NOとは、一酸化窒素のことを指します。

血管は3層構造を呈しており、最も内側はたった1層の血管内皮細胞と呼ばれる細胞から構成されています。血管内皮細胞はいわば血管の司令塔。そこからは多くの物

血管の３層構造

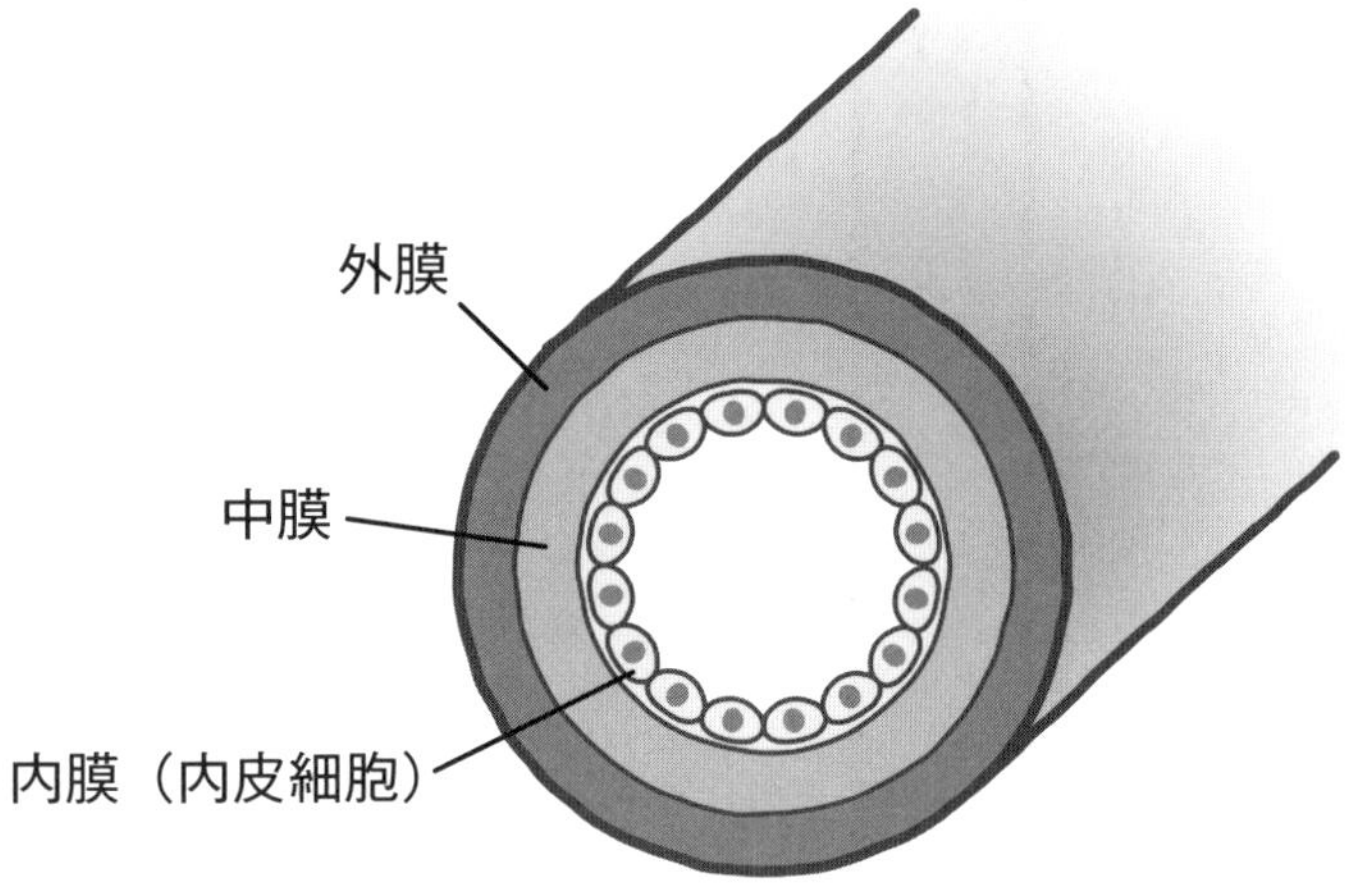

質が放出され、血管は正常な収縮、拡張を保ち続けています。

NOは、血管内皮細胞から放出される強力な血管拡張物質です。

NOは非常に優れた物質で、主に次のような作用を持っています。

①血管拡張作用
②血栓をつくりにくくし、血液をサラサラにする作用
③血管の炎症を抑える作用
④抗酸化作用
⑤血管のプラークと呼ばれるコレステロールのこぶの発生を抑える作用

など、血管によいさまざまな機能を持っています。

NOは、末梢の血管を拡張させて血流を改善させる効果もあるので、滞った血流やリンパの流れを刺激して、むくみや冷え性や肩こり、慢性的な疲労を改善させる効果も期待できます。デスクワークの多い方にもNOは必須と言えますね。

しかし、カラダの活性酸素が多いと、NOは存分にその能力が発揮できません。なぜなら、NOの持つ抗酸化力が活性酸素の消去に使われてしまい、血管を強化する前に能力が落ちてしまうからです。

また、30歳過ぎから、NO自体の産生能力も落ちてきます。

その結果、血管老化を起こしてくると、血管内皮細胞の機能が低下し、NOの産生も低下、血管は瀕死の状態となります。

ですから、食事や運動、サプリメントなどでNOの産生を助ける必要があります。

NOを効果的に活用するため、抗酸化作用の強い食材を一緒にとる習慣も必要でしょう。

NOはアルギニンとシトルリンというアミノ酸からつくられますので、普段からアミノ酸、タンパク質を、赤身の肉や豆類などから意識してとることも大事です。

定期的な運動も、NO産生には欠かせません。

NOは血管強化には欠かせないものなので、ぜひ覚えておいてください。

NO産生に役立つ具体的な食べ物や運動法は後ほど詳しくお話ししますね。

血管強化の合言葉は、NOです！

血管を破壊する四天王

血管を強化するためには、敵を知らなければいけないですよね。

どうして血管が壊れていくのか、血管を破壊するモノ、そのメカニズムは何なのか？

それをここではお伝えします。

血管が壊れていくメカニズムは、大きく4つに分かれます。

それは、血管の「酸化」「糖化」「炎症」「ストレス」です。

このすべてが血管の最も内側、血管内皮細胞を中心に起こっているのです。

まさに、血管を細胞レベルで破壊する四天王と言えます。

それぞれについて説明していきましょう。

①酸化

血管のさびつきです。鉄がさびていくのと同じように血管もさびていきます。ここには、大きくNOと活性酸素が関係してきます。NOを効率的に産生させ、正常に血管内皮細胞が機能するには、血管を酸化させない方法、活性酸素を増やさない方法を知る必要があります。

②糖化

糖化とは、糖に変化するという意味です。これはカラダの中のタンパク質が糖と結びついてしまい、糖たんぱくという物質に変性してしまう現象を指します。「糖化」産物と言われます。

とくに、最終糖化産物と言われるAGEは、強烈に血管を破壊する物質です。そこで、AGEを増やさない生活を送ることが必要です。

③炎症

炎症というのは、たとえば傷ができたときにその部分が赤くなりますが、これは、傷の部分を修復する過程で炎症反応が生じるからです。炎症はカラダの至るところで起き得ます。もちろん血管にも炎症が起き、常に傷がついています。

血液が常に血管にぶつかることで血管の壁が傷つくのですが、炎症が治まっていれば容易に血管は修復されていきます。しかし、炎症が続き、血管が常に傷だらけでさされ立ってしまうと、もはやその傷を修復しきれなくなります。

炎症反応が高いままでダメージを受けた血管は、やがて破れるか詰まってしまうことでしょう。

この炎症の大きさは簡単に血液検査で測ることができ、その項目はＣＲＰと呼ばれています。ＣＲＰが普段から高い人は、将来心臓病を起こしやすい、血管が詰まりやすい、と言われています。

④ストレス

血管には多くのストレスがかかります。血管のストレスとは血管の緊張状態のこと、血管の過剰な収縮状態のことでしたね。もちろん、この血管のストレスをとることも知っていなければなりません。


さあ、どうすればよいでしょう？

実は、この四天王を排除することを日常生活に取り入れ、習慣にしていく確実な方法があります。

たった５つの習慣です。

血管強化を身につけるためのたった５つの習慣、次節から１つずつご紹介していきましょう。

血管強化への5つの習慣

血管を強化するためには、ある5つの習慣を実行する必要があります。

血管病の根本原因とは、「血液栄養バランスの乱れ」「ストレスバランスの乱れ」そして「身体バランスの乱れ」でした。

血管強化のポイントは、血管病の根本原因を治すこと。

そのための、5つの習慣の1つ目は「血管への栄養補給」です。

血管、血液の栄養バランスを整えるために、何よりもこの1つ目は欠かせません。

正しい栄養が入らないことには、血管が正常に機能できません。

現代の食の乱れ、環境の乱れ、生活の乱れが血管を酸化させ、炎症を引きずり、老化を促進しています。あなたに必要な栄養素を見極め、それをカラダに取り込むことで血管を再生、強化、若返りさせていくのです。

5つの習慣の2つ目は「血管のデトックス」です。

すでに体内に入り込んで、血管にダメージを与えているごみを取り除くためには「血管のデトックス」が必要です。

体内では、さまざまな物質が血管を攻撃しようとしています。それらの物質は、知らないうちに私たちのカラダに入ってきています。食物中の化学物質や活性酸素、紫外線などがそうでしたよね。

そしてそれが血管に蓄積されると、動脈硬化へと進行していくのです。

人体には腸や肝臓など、いくつかの天然デトックス器官があります。

そこを改善することで、デトックス器官の血流もアップし、デトックス効率も上がって、ひいては血管強化につながります。

この2つ目の習慣がうまくできれば、よりいっそう、血液栄養バランスの乱れは修復されていくでしょう。

3つ目の習慣は「血管に刺激を与えるトレーニング」をすることです。

血管強化の上で、血管に刺激を送る、いわゆる血管の筋トレは非常に有効です。

血管は使わないと弱っていきます。ほっておいたらダメ、甘やかしてはダメなのです。

血管を意識してトレーニングすることは、全身の身体バランスアップにつながります。身体バランスが向上すれば、それが直接血管へのトレーニングになっていきます。

そして4つ目の習慣は、知らないうちにたまっている「血管のストレス」を取り除くことです。

血管のストレスを取るには、ココロとカラダのストレスに向き合う必要が出てきます。心身のストレスがうまくコントロールできないと、血管のストレスも取れません。

そして何よりも大事なことは、5つ目の習慣です。

これらのことを継続して「血管を意識するライフスタイル」に溶け込ませることです。

どんなによい知識を得ても、使い続けなければただの宝の持ち腐れです。

この5つの習慣が守れれば、必ずあなたの血管は強化され、若返り、イキイキとしてくるでしょう。

習慣1 血管への栄養補給

まずは1つ目の習慣です。血管へもっと栄養を！　ということです。

体力がなくなれば栄養ドリンクを飲んで栄養補給をするように、血管に元気がなくなれば血管にも栄養補給しようということです。

なるほどたしかに、と思いませんか？　理にかなっていますよね。

でも血管への栄養補給なんて、なかなか考えたことがないのではないでしょうか？　現代の日本人に血管病の方がたくさんいらっしゃる理由の多くは、この栄養の問題が絡んできています。

もともと血管の壁の一番内側は、内皮細胞と呼ばれる薄い一層の細胞でできています。

すでに一度お話ししているので、覚えていますよね。

ここに絶え間なく血液がぶつかってくるため、内皮は傷つきやすくなっています。栄養満点の元気な血管であれば、傷ついた内皮は瞬時に修復、再生されて健康な血管を保ち続けることができます。

でも、栄養不足の血管は元気がなくなり、ダメージに対する抵抗力が落ちると傷つきやすくなっていく。すなわち再生力、修復力が落ちるということです。

傷のついた血管は元に戻りづらくなり、血管はその間に変性してしまいます。

だから、血管を栄養で満たしてあげて、血管の再生能力、修復力をアップさせる必要があります。

さて、血管に必要な栄養とは何なのでしょう？　どんなものが思い浮かびますか？

血液サラサラだから、納豆？　ポリフェノール豊富な赤ワイン？　最近、魚がいいって聞いたことあるなあ？　それとも暴飲暴食がだめなんだから粗食でしょう……。

ここに挙げた例は、ある程度正解です。

でも、この食べ物が血管によいのは、その食べ物の中に血管によい栄養素が含まれているからです。

つまり、血管によい栄養素、栄養成分が何かを知ることが大事です。

これら、血管によい成分が血管の酸化や炎症を抑えてくれるのですから。

ここで問題になるのは、血管によい栄養素が、はたして食べ物だけからで十分とれるのかということです。現代の食品に含まれる栄養素が、昔の何分の一以下にまで落ち込んでしまっているという現実があるのです。

ですから、積極的に血管を強化、再生していきたいのならば、その成分をサプリメントなどで補っていくのもアリではないでしょうか？

具体的な栄養素の話については、3章で改めてお話しします。

習慣2　血管のデトックス

血管によいものをとろうということは、おわかりいただけましたか？

積極的に血管の栄養補給をしてあげて血管を強固にすることは、もちろん大事です。

しかし、これだけでは血管の栄養状態は不十分です。

なぜなら、あなたのカラダの中は、いまやカラダをむしばむ悪玉物質であふれかえっているからです。

どんなによいものを血管に与えても、それ以上に血管に悪いものがカラダの中にあれば、結果的になかなか血管は強化されていきません。

前節で、現代の食物は栄養不足であるとお話ししました。まさに、カロリー過多の栄養ゼロの食べ物であると。

これらの食べ物には、多くの保存料などの化学物質が含まれていることが多いこともお話ししました。

カロリー過多、悪玉物質過多が、現代の食べ物なのです。

そして、これらの悪玉物質が体内のバランスを崩すのです。

同じことが、もちろん血管にも起こってきます。

そして、この破壊物質はもちろん血管も攻撃します。

悪玉物質＝血管破壊物質なのです。

攻撃された血管は酸化しやすくなり、炎症が起こりやすくなり、そして破れやすく、詰まりやすくなります。

　ということは、これらの物質を体内に入れなければすむことですが、これらの悪玉、破壊物質をまったくとらないようにすることは現代社会で生きている以上、ほぼ無理と言っていいでしょう。

　であれば、これら悪玉物質を排除しやすいカラダを、血管をつくっておけばよいということになります。

　ここで出てくるのが、血管デトックスという概念です。

　血管デトックスとは、血管にたまった悪玉物質を排除してあげようという考えです。

　血管デトックスができれば、血管の老化スピードははるかに遅くなり、むしろ血管は若返り、柔らかくなっていくのです。

　血管デトックスは大きく2つに分かれます。血管によくない食べ物を避けるということ、もう1つはカラダのデトックス器官を効率よく働かせて、悪玉物質を体外に排除することです。

　よいものを口にして、悪いものは口に入れない習慣を、ぜひ身につけましょう。

血管デトックス

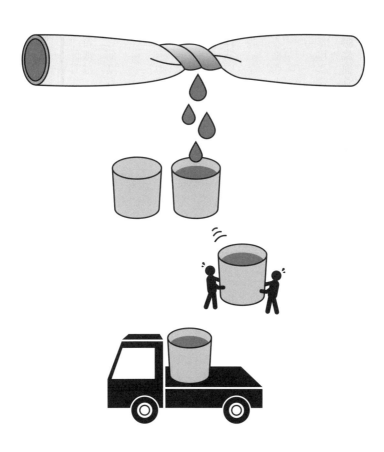

習慣3 血管のトレーニング

3番目の習慣は「血管をトレーニングしよう」です。

先ほどから何度も、生活習慣の乱れが血管を破裂させたり詰まらせたりすると話しています。

生活習慣の乱れの中には、身体バランスの乱れがあるともお話ししました。

この血管のトレーニングとは、血管を鍛えることで身体バランスの乱れを直そうということです。

実は血管は筋肉と同じなのです。トレーニングすることで血管は鍛えられ、サボると簡単に貧弱になっていきます。

マッチョな血管とマッチ棒みたいな血管、どっちになりたいですか?

カラダのマッチョは賛否両論あるでしょうが、血管マッチョはみんなウェルカムなのではないでしょうか。

では、実際に血管のトレーニングの方法とは、どんなことをするのでしょう?

それは実際の身体トレーニングと同じ、有酸素運動や筋トレが血管にも非常に効果的なのです。

①有酸素運動

有酸素運動はカラダによいと、よく言われています。ごぞんじかもしれませんが、有酸素運動とは呼吸を続けながら行なう運動のことです。全速力で走ったりする運動は、運動の際に呼吸を止めてしまうので、有酸素運動とは言いません。たとえば、ウォーキング、ジョギング、ゴルフ、水泳などがお勧めの運動です。ただ、この有酸素運動は、個人個人にあった負荷で行なわないといけません。へとへとになるほどやりすぎると体内の活性酸素が逆に増えてしまい、血管によいことをしたつもりが逆効果になりかねません。

②筋トレとストレッチ

実は、筋トレが血管によいのです。筋トレをすると、筋肉内の血流が豊富に必要になるために末梢の血管が開いていき、新生血管と呼ばれる新しい血管が生まれ、発達してきます。

また、筋肉のポンプの機能によって全身の血行がよくなり、カラダの隅々まで栄養が届きやすくなったり、老廃物を洗い流しやすくしてくれます。

そして、ストレッチをするということは筋肉が伸びるだけでなく、同時に血管も刺激を受けストレッチされています。


このトレーニング、有酸素運動も筋トレもストレッチも、どれも血管内皮細胞に刺激を与えてくれます。

内皮細胞は、刺激を受けてＮＯを放出します。

ＮＯは、栄養面からだけでなく、トレーニングによってでも産生可能なのです。ＮＯを出せば出すほど、血管強化につながります。

今後も何回か、このＮＯが登場してきますので、ぜひ覚えておいてください。

血管強化とは、ある意味、いかにＮＯをたくさんつくり出すかということにもなりますね。

習慣4 血管のストレスを取り除く

1章で、血管はストレスを映し出す鏡だとお話ししました。

血管はストレスに弱いのです。

ココロとカラダのストレスが血管のストレスへとつながります。

ココロとカラダが緊張状態になると、血管も一緒に緊張状態となります。

緊張状態の中では、血管はストレスを受け、収縮して縮こまってしまいます。

血管の中は細くなっていますので、血液は通りづらく、固まりやすくなり、血管は傷つきやすくなります。

その時点でストレスがとれれば血管は再び拡張しますが、この緊張状態が常に続いていると……。

やがて、傷ついた血管は丈夫さを失い、破裂の道か、閉塞の道へ。

血管がストレスに非常に弱いことを、知っていなければいけません。

ストレス過多で最も起こしやすい病気は、心臓発作です。

血管病予防で最も大切なことのひとつ、どうやって血管にストレスをかけないように予防するか、いかに血管が収縮しづらく、拡張を保った状態にするか、どうやって、すでにかかっている血管のストレスを取り除くか。

方法は2つあります。

ひとつは、心身をリラックスさせ、副交感神経を優位に働かせる方法。

もうひとつは、NOを増やす方法です。

血管のストレスを取るためには、心身のストレスコントロールがとても大事になります。

カラダの中には交感神経というカラダを緊張させる神経と、副交感神経というカラダをリラックスさせる神経があります。緊張状態が続いているときは、交感神経がかなり優位に働いています。

そこで、常に緊張状態にならないようにリセットの時間をつくったり、ココロのリラックス方法を考えたりすることで、副交感神経を活性化させる必要があります。

また、栄養バランスの乱れを整えることも、副交感神経の活性化に役立ちます。

そして、ここでもNOが関係してきます。NOとは前節でもお話しした血管内皮から出る血管拡張物質でした。ストレスがかかっているときは、血管のNO産生量は相当少なくなっています。たとえ心身のストレスが蓄積していても、NOがたくさん産生されていれば、血管自体のストレスは軽減されるのです。

NOの増やし方はたくさんあります。

栄養バランスの面からも、運動の面からも、ストレスコントロールの面からもできます。

言い換えれば、血管強化に励めば、ほぼすべてはNOの増加につながるといえます。

詳細な血管ストレスコントロールに関しては、6章をご覧ください。

習慣5 血管を意識するライフスタイル

最後の5つ目の習慣のご紹介です。

これは、常に血管を意識し続けることを習慣とし、それを日常生活に溶け込ませてくださいということです。

人間は弱くて飽きる生き物です。せっかくよいことを知っても、それを実行し続けることができずに、中断してしまいます。

そして、簡単に楽な方向へ逃げてしまいます。前に進もうと思っても、今までいた居心地のよい場所へ戻ってしまう。本当はよくない場所だとわかっているのに、そこへ戻ってしまう。それは、その場所に慣れているから、辛くても慣れているから、そこにいれば勝手がわかるので怖くないからです。

自分の生活を変えようとすることは、面倒だし、不安です。

こんなことをしていて、本当に健康になれるのか？

今だって十分健康だし、きっと俺は、私は病気にならないよ。

みんな楽しそうに生きているのに、なんで自分は我慢しなければいけないのか？

いわゆる自分に都合のよい理由づけを、人は行ない始めます。

自分ではよくないとわかっている行為を、理由をつけてよいことだと言い聞かせ、自分を納得させる。

また、本当はよいことだとわかっているのに、「こんなことしてもつまらないよ」などと都合のよい理由をつけてやめてしまう。

つまり、自分の心の中にある、安心領域という殻に閉じこもっていると言えます。

これは、人生において何事にも当てはまることです。もちろん、血管の健康、血管強化にも。

安心領域の殻を出ないこと。それはどんなに楽なことか。

でも、ここで安心領域の殻を打ち破る強い意思が必要になります。

そもそも、血管強化する理由は何か？　血管強化で得られるものは何か？　血管強化でどんなすばらしい人生が待っているのか？

血管強化で得られる最高の健康を、心に強くイメージするのです。

このようなポジティブで楽しいことを脳に意識づけし続けること、これが何よりも大事な習慣となります。

どんなに知識があっても、実行しなければ何の意味もない。

実行してみても、継続できなければ意味がない。

それを継続して習慣にして、はじめて意味が生まれるのです。

「血管への栄養補給」、「血管のデトックス」、「血管のトレーニング」、「血管のストレスを取り除く」、これらをしっかりと「血管を意識するライフスタイル」に取り込みましょう。

血管強化は1日10分の習慣から

血管強化は1日たった10分からできる！

ここまで、血管強化に必要な5つの習慣についてお話ししました。

血管に栄養を与え、デトックスをする。刺激を与え、ストレスを排除、そしてそれらを意識して継続する。

これだけ聞くとうんざり、大変だよー、などとお思いのことでしょう。

どんなにすばらしいことだって、実行できなければ絵に描いた餅で終わってしまいます。

そこで、これらを簡単に日常生活に取り込む方法をご紹介します。

実は、血管強化に1日何時間も費やす必要はありません。

たった10分行なうだけで、しっかりと血管は強化されていきます。

1日たった10分取り組むだけで、あなたの未来は大きく変わっていきます。

どうです？　1日10分くらいならやれそうな気がしませんか？

なぜ10分なのか？

血管強化のためにわざわざ時間をとれる方はなかなかいないと思いますし、長続きしないことも多いと思います。そこで、10分という1日における隙間時間や何も意識していなかった時間を有効活用しようというものです。だから10分なのです。

また、隙間時間、空き時間、やる気の出る時間、人それぞれ違うはずなので、朝に血管強化したい人は朝に行なえばいいし、夜のちょっとした時間を使いたい人はそれでもまったく構いません。

この習慣、トレーニング、意識づけ、すべてを1日のうち、いつ行なってもいいように考えてあります。

それぞれの時間帯でいくつかの血管強化法を記していきますので、ぜひ実践してみてください。

また、10分連続して行なう必要もありません。隙間時間を利用するわけですから、朝に3分、昼に3分、夜に3分、でもいいわけです。あなたの1日のライフスタイルに合わせて取り入れられそうなものから始めてみてください。

10分の習慣づけに慣れてきたらどんどんバリエーションを増やして、1日を通して血管強化を行なうことができるようになります。

そして、それが血管を意識して行なう習慣ではなく、無意識で行なえる習慣まで向上させることができれば、あなたの未来の健康は間違いなく約束されたものとなることでしょう。

次の3章から6章までに、具体的な5つの習慣の内容を紹介しています。

そして7章では、それらの習慣を1日の生活にどのように取り入れると効果的なのかを解説しています。

この5つの習慣を1日10分から始めるだけで、未来のあなたは今とまったく違う人間に生まれ変わることができます。

ぜひ、1日10分からの血管強化の習慣を身につけていきましょう。

3章
血管を強化する栄養をとろう

正しい栄養をとることは血管強化の肝

さて、いよいよ具体的な血管強化方法に入っていきます。

タイトルにある通りです。正しい栄養こそ、血管強化の肝となります。

血管にとってどんな栄養がよくて、どんなものが邪魔なのか？

あなたがよいと信じ込んでいたその食品は、本当に血管強化につながっているのか？

この章の前半では、まず血管によいとされる栄養素にはどんなものがあるかをお話しし、後半ではその栄養素が豊富に含まれた食べ物をご紹介いたします。

みなさん、5大栄養素って聞いたことありますか？

炭水化物、脂質、タンパク質、ビタミン、ミネラルの5つのことを指しています。

これらの5大栄養素は、人間が生存するための必須栄養素と言われています。

最近はこれに食物繊維とファイトケミカルを加え、必須7大栄養素と呼ばれるようになっています。

3大栄養素の炭水化物、脂質、タンパク質は、人間が活動するためのエネルギー源になりますが、タンパク質だけは活動のエネルギー源以外に、臓器、器官を構成する材料となります。

すなわち、血管を構成する材料となるのがタンパク質なのです。

ですから、血管強化にタンパク質は絶対に欠かせません。良質のタンパク質摂取が必要です。

それに、タンパク質は酵素の原材料にもなっています。

そして、ビタミン、ミネラルはその酵素が正常に作用するのを助ける働きがあり、補酵素と言われています。血管で一番大事な内皮細胞に十分な栄養を与えてあげること。そのためには十分なタンパク質、ビタミン、ミネラルの摂取が必要なわけです。

次に食物繊維。食物繊維は血液に栄養を送り込む入口、腸の環境を改善する上で必要です。

そしてファイトケミカル。これは実に多くの種類があり、植物に含まれています。

強力な抗酸化作用がある以外にも、免疫機能を高めるなど、さまざまな作用を持っています。

血管にとって最大の敵のひとつは酸化でした。ですから血管の酸化を抑えるために、抗酸化作用の強いファイトケミカルの摂取もとても有用です。

7大栄養素とそれを多く含む食物

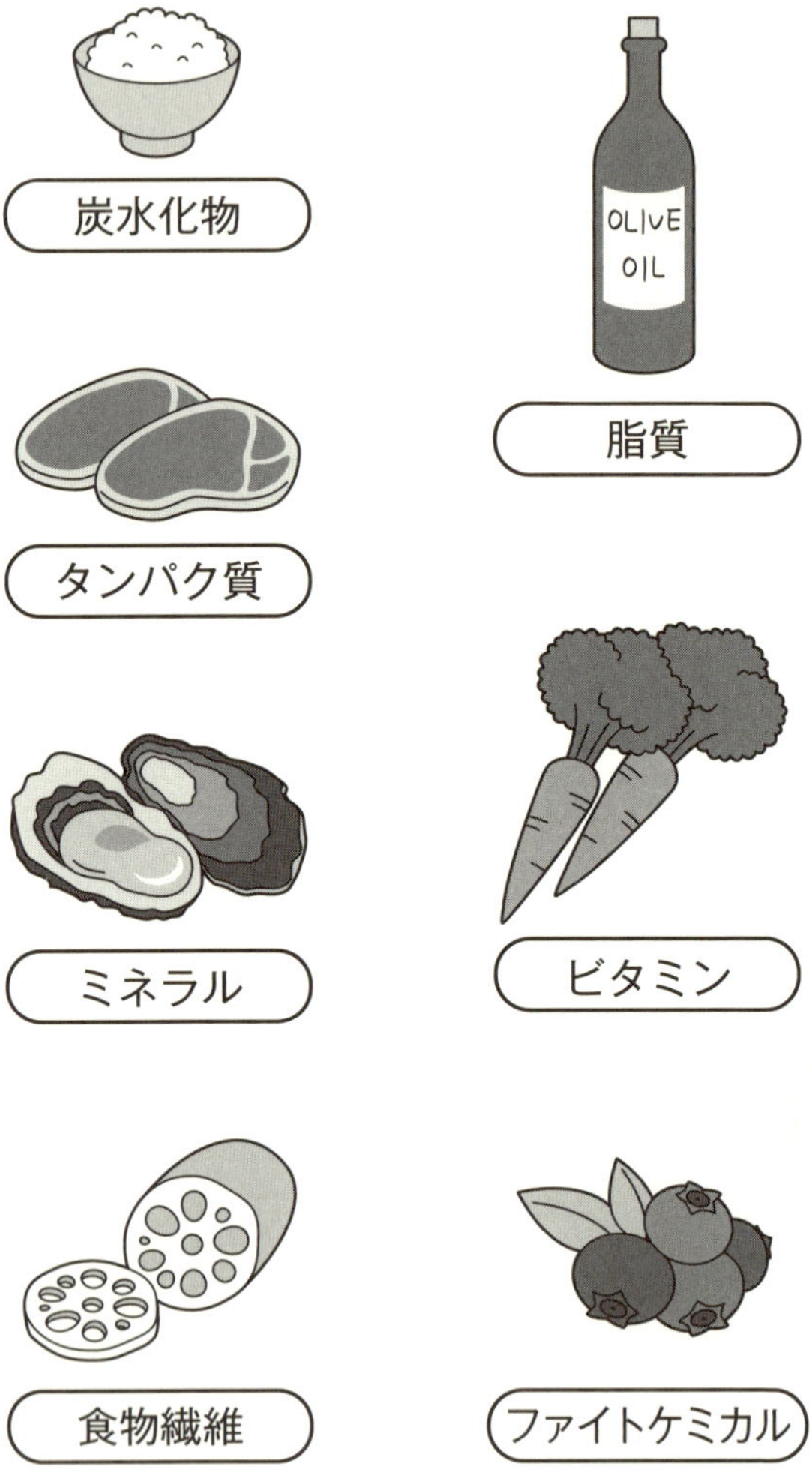

また、活性酸素を抑えるために、細胞内には抗酸化システムがあります。もちろんそれは血管内皮細胞にもあります。抗酸化システムは、抗酸化酵素が中心になって働き、それをビタミン、ミネラル、ファイトケミカルがサポートしています。抗酸化酵素はもちろんタンパク質でできています。

要するに、血管の老化を抑えるためには、さまざまな栄養素が必要なのです。

血管には圧倒的に栄養素が欠乏していた

血管を鍛え、健康に維持するためには、さまざまな栄養素が必要だとわかりました。ではこの栄養素、どうやってカラダに入れていきましょうか？　先ほどとくに大事と言っていたのはタンパク質。これはお肉とかお魚、豆類でしょうか？

ビタミンはどうでしょう？　果物をたくさん食べればよさそうですか？

ミネラルは？　ミネラルは何に多いでしょう？　うーん、小魚とか？

ファイトケミカルは？　植物だから野菜を食べておけばよいですか？

みなさん、普段の食事で、お肉を食べていますか？　果物を食べていますか？　野菜はどうですか？

たいていの人は、ある程度食べているのではないでしょうか？

だったら　どうして日本人はこんなに血管病の方が多いのでしょうか？

実は、血管には圧倒的に栄養素が欠乏しているからです！

だから、圧倒的に足りない栄養素を補充しなければなりません！

「？．？．？．」ですよね。

これは現代の食物、食生活そのものに問題があると言わざるを得ません。

やせた土壌でつくられる野菜や果物、化学物質であふれている多くの食べ物、そして外食に偏りがちな食生活。もう何度も話してきていますよね。これだけしつこく言っているので、また来たな、もうわかっているよという声も聞こえてきそうです。

私が繰り返し口を酸っぱくして言っているのは、それだけこの事実を重く受け止める必要があるからです。

血管病は、まさに現代病なのです。

ですから、これらの栄養素をより積極的に多くとっていかなければいけません。

そしてもうひとつ。血管はストレスを受けたとき、ストレスに対処するとき、多くの栄養素を消費しています。

私たちは生活の中で、栄養素の少ない食品をとっている一方で、多くの栄養素を消費しているのです。

体内の栄養素も欠乏するわけですね。

また、ストレスに対応したときに消費される栄養分、とくにビタミンの量は個人ごとに大きく異なっています。

言い換えると、たいしたビタミンをとってもいないのにストレスに強い人もいれば、たくさんのビタミンをとらないとストレスに対処できない人もいます。

ですから、個人個人に合った、ビタミンの必要量を知る必要もあります。

足りない栄養素を積極的に補うにはサプリメントも利用すべきだと考えます。

とくに、多くのビタミンを必要としている人にとって、むしろサプリメントは必須とも言えます。

高容量の栄養素を手軽に補える、この方法を使わない手はありません。

では次節から、栄養素と血管の関係について、ひとつひとつお話ししていきましょう。

ビタミンの不足が血管を「酸化」させる

動脈硬化の血管の状態

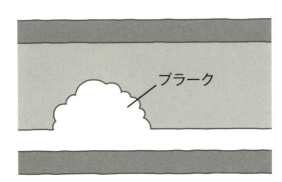

さて、ビタミンと血管の関係についてお話ししていきましょう。

血管が「酸化」していくことで傷ついていくことは、もうおわかりでしょうか？

たとえば、よく悪玉コレステロール（ＬＤＬコレステロール）が動脈硬化の原因になるということを聞いたことがあるかもしれません。ＬＤＬコレステロール（以下ＬＤＬ）が血管にへばりついて、プラークと呼ばれるこぶを血管の壁に形成していくのです。

でも、ＬＤＬには２種類あることをごぞんじですか？

それは、酸化したＬＤＬと酸化していないＬＤＬです。ＬＤＬの中でも血管に悪さをしていたのは、実は酸化ＬＤＬだったのです。

ということは、血管を酸化から守るシステムがしっかりできていれば、酸化ＬＤＬは血管に付着しづらくなる。それが血管老化を防ぎ、血管強化につながるということです。

この、血管の酸化を抑えてくれるのが、実はビタミンなのです。

カラダの細胞の中には細胞の酸化を抑える抗酸化ネットワークというシステムが存在します。そして、もちろん血管内皮細胞の中にも。

このシステムの中核として活躍しているのが、ビタミンです。

ビタミンの中でもとくに大事なビタミンが、ビタミンＣとビタミンＥです。

ビタミンＣとビタミンＥの抗酸化力は、非常に強力です。

心筋梗塞を起こした患者さんのグループが正常のグループよりも血中のビタミンＣ、ビタミンＥの濃度が低かったとする報告もあります。（Heart vessels2011 Jan 26(1) 5-63）

この2つのビタミンに、ビタミンAを加えた3つのビタミンは、いずれも抗酸化力が強く、ビタミンＡＣＥ（エース）と呼ばれています。そしてもうひとつ忘れてはいけない大事なビタミンがあります。

それはビタミンBです。ビタミンBにはいくつかの種類があり、ビタミンBグループとして存在しています。

ビタミンBの抗酸化力は強くありませんが、細胞のエネルギー産生やエネルギー代謝を効率よくするためになくてはならないビタミンです。

たとえば、糖分からエネルギーを産生するにはビタミンB1、脂質から産生するにはビタミンB2、タンパク質からできている酵素の働きをあげるにはビタミンB6というように、それぞれ役割が分担されています。

もちろん、血管内皮細胞のエネルギー産生、そしてNO産生にもビタミンBは欠かせません。

また、ビタミンBのうち、とくにB6、B12、葉酸は血管に炎症をもたらすホモシステインという超悪玉物質の産生を防ぐ効果もあります。

ビタミンは血管の酸化だけでなく、炎症も抑えてくれるすぐれものなのです。

ポイント **血管強化に必要なビタミンは、ビタミンA、ビタミンB、ビタミンC、ビタミンE!**

血糖の乱れは血管の「糖化」を招く

続いて「糖化」のお話です。

「糖化」は血管によくないということを、2章でも簡単にお話ししました。

糖化とは、タンパク質が糖分と結合して糖化産物に変性してしまうことでした。

そしてこの最終形がＡＧＥと呼ばれるものです。

ＡＧＥは血管の壁に入り込み、プラークを形成したり、血管内皮の働きを弱めたりします。

ですから、いかにＡＧＥを抑えるかということが大事です。

ＡＧＥを抑えるにはどうするか？　方法は２つです。

体内でＡＧＥをたくさんつくらないようにするか、またはＡＧＥがたくさん含まれた食品を避けるようにするかです。

ＡＧＥをたくさんつくらないためには、高血糖を避ける必要があります。

高血糖の状態では、体内でのＡＧＥ産生量が一気に増え、血管は強烈なダメージを受けやすくなります。ですから、普段から血糖値が高めの人は要注意です。実際に、食後の急激な高血糖が心臓血管病に悪影響を及ぼすという研究報告は数多く発表されています。

では、具体的にどんな食べ方が、血糖値を急激に上げてしまうのでしょうか？　血糖を上げてしまう食べ物は何でしょう？　それはもちろん糖分、そして炭水化物などの糖質と言われるものですね。

とくに、空腹で糖質をいきなりとるのはよくありません。急激に血糖値が上昇してしまいます。体内の糖化も急激に進み、血管のダメージは計り知れません。

ましてや、炭水化物の早食いなどもってのほかです。空腹時のどんぶりものの大盛り、ラーメンの替え玉、パンの食べ放題など、まさかやっていないでしょうね？　血管強化を目指す人は決して行なってはいけない食べ方のひとつと言えます。血糖値の乱れは血管の糖化を招くのです。

もうひとつは、ＡＧＥをたくさん含んでいる食品をとらないということも重要です。ＡＧＥは、調理の過程でたくさんつくられてしまいます。実は、ＡＧＥはうまみ成分のひとつでもあるので厄介です。調理法を変えることでうまみが増すことをよく経験すると思いますが、その際にＡＧＥが増加していることもあるのです。

ＡＧＥは焼いた料理や加工食品に多く含まれます。たとえば、焼肉には大量のＡＧＥが含まれます。とくに、肉のおこげにはＡＧＥが集まっていますので避けた方がよいでしょう。また、ソーセージなどの加工食品にもＡＧＥが多く含まれます。

ポイント 血管強化のためには、血管を急激に老化させる糖質とＡＧＥのとりすぎに注意。

アミノ酸不足で血管は「ストレス」を受ける

次はアミノ酸のお話です。アミノ酸は、血管強化にぜひとも必要な栄養素です。アミノ酸って言葉は聞いたことありますよね？　アミノ酸はタンパク質をつくり出す、いわばタンパク質の原材料です。

アミノ酸は、全部で20種類存在しています。たったの20種類です。この20種類が複雑に組み合わさって、世の中のすべてのタンパク質は構成されています。

アミノ酸は血管を形成する上でなくてならないもの。アミノ酸は血管のさまざまな場所で活躍しています。とくに、血管の弾力性の元になる要素となります。弾力性をもたらすのはコラーゲン。血管を健康に維持するには、健康なコラーゲンが必要です。コラーゲンの構成要素は何でしたっけ？　タンパク質、ビタミンC、そして鉄でしたね。

タンパク質は、元はと言えばアミノ酸。つまり、アミノ酸不足ではコラーゲン豊富な生き生きとした血管がつくれない、というわけです。

20種類のアミノ酸をバランスよく摂取することがもちろん基本となりますが、この20種類の中でとくに血管のストレスを取るうえで欠かせないアミノ酸があります。それは、シトルリンとアルギニンという物質です。

実はこの2つのアミノ酸には、NOを産生する作用があるのです。

また、ここでもNOが出てきました。もう一度おさらいしておきましょう。NOとは血管の内皮細胞から放出される血管拡張物質、血管のストレスを抑えて血管を広げ、柔らかく保ってくれる最も重要な物質です。

では、これらのアミノ酸が足りないとどうなるのでしょうか？

血管のストレスが取り切れず、緊張状態が続く。すると血管のしなやかさが失われ、血管は硬く変性していきます。心身のストレスにも容易に反応しやすい状態となります。

カラダがストレス過剰状態になると、血管のストレスが強くなり、やがて血管がけいれんを起こしたり、破れたりしてしまいます。

血流が遮断され、脳卒中や心臓発作の危険も高まります。

血管の弾力性を保ち、若々しい血管をつくるために、そして血管のストレスをしっかりと取ってあげるために、アミノ酸、そして良質なタンパク質をとるように心掛けてください。

ポイント **血管のストレスを取るためにはアミノ酸摂取が必要。とくに、シトルリンとアルギニンを多くとろう！**

間違った油の摂取で血管に「炎症」が起きる

さて、続いては油の話です。この話は、とくに心臓発作や脳卒中を起こしたことがある人にはきわめて重要です。

血管強化には、炎症を抑えることが必要だと、2章でお話ししました。

血管が破れたり、詰まったりすることの原因のひとつとして、血管に炎症が生じたことが挙げられます。

でも、覚えておかなければいけないことがあります。

血管の1ヶ所に炎症が起きているとき、すでに全身の血管に炎症が進んでいるということです!

血管の1ヶ所にのみ炎症が起きて、他がなんでもないということはないのです。

ですから、一度心臓発作を起こした人は、再度心臓発作を起こしたり脳卒中になったりすることが多く、また、脳卒中も同様に再発しやすいのです。

繰り返します。血管の1ヶ所に炎症が起きたことが判明した時点で、同時に全身の血管が危険にさらされているのです。炎症が起きると動脈硬化が進みます。血管が硬く、もろくなります。ですから動脈硬化の兆候が出ている人も、動脈硬化が心配な人も、すぐにでも血管の炎症を抑えることが必要になります。

ではどうするか? ここで活躍するのが油なのです。

実は血管の炎症を抑える上で、油の役割はとても大きいのです。

ただ、どの油でもよいというわけではありません。気をつけなればいけないこと、それは油には血管の炎症を抑えてくれる油と、逆に血管の炎症を誘発する油があるということなのです。

油、いわゆる脂質は、細胞膜の構成に欠かせません。細胞を包む膜、これを細胞膜と呼びますが、この細胞膜の大半は油でできています。もちろん、血管内皮細胞も表面は油です。

血管内皮細胞の膜を強固にすることで、炎症成分が血管に入り込まなくなります。油には血管という城を守ってくれる城壁の役目があります。

では、どの油が必要か？　これはオメガ3というグループに属する油です。代表的なものに、青魚に含まれるＥＰＡやＤＨＡ、また亜麻仁油もよいと言われています。

これらは血管の炎症だけでなく、全身の炎症を抑える働きがあります。そのため炎症が起きやすい病気、喘息《ぜんそく》やアトピーなどにも効果があるのでは、と言われています。

逆に炎症を起こす油がオメガ6に属する油、リノール酸などがそれにあたります。

最近では、このオメガ6とオメガ3の比率が炎症に関連すると言われ始めています。この比率は血液検査で簡単にわかりますので、あなたの油バランスを一度調べてみてはいかがでしょうか？

正しい油で血液サラサラ、血管つるつるを目指すのです。

> ポイント 血管の炎症を抑えるために、青魚の脂か亜麻仁油をたくさんとろう！

✦ 血管が若返る野菜

ここでは、血管によいと思われる野菜をいくつかご紹介します。

野菜を選ぶ上でのポイントは、ファイトケミカルです。ファイトケミカルというのは、血管強化のためにぜひとも覚えていただきたい言葉です。ファイトケミカルとは、野菜や果物などの植物に特有に含まれている成分のことでしたね。

植物は自分の身を守るため、また生存能力を高めるため、生き残るために実に多くの種類の成分をつくり出しました。わかりやすく言うと、植物特有の鮮やかな色、あれが、ファイトケミカルでつくられています。

ファイトケミカルはまさに天然の抗酸化物質であり、もちろん血管の抗酸化にも非常に有用です。

しかも、血管の抗酸化だけではなく、炎症を抑えてくれる作用もあります。

たとえば、トマトに入っているリコペン、ブロッコリースプラウトに含まれているスルフォラファンなどは強い抗酸化機能を有しています。一方、タマネギに含まれるケルセチン、ウコンに含まれるクルクミンは抗炎症作用を有しています。また、香辛料のショウガに含まれるジンゲロールは直接血管拡張効果があり、血行改善に役立ちます。

野菜や果物の中にはさまざまなファイトケミカルが入っているだけでなく、多くのビタミンやミネラル、また食物繊維も入っています。とくに食物繊維は、腸の血流改善には欠かせません。腸の状態がよくなければ、正しい栄養が血管内に入って行けません。

以下に、血管が若返るお勧め野菜を挙げましょう。

血液サラサラ野菜

タマネギ、ニンニク、ネギ、ブロッコリー

タマネギ、ニンニクに含まれるトリスルフィドという成分は、血栓の原因となる血小板の凝集を抑制します。また、ネギには硫化アリルが含まれており、同様に血小板凝集を抑制します

抗酸化力がとくに高い野菜

トマト、ブロッコリー、ニンジン

トマトに入っているリコペン、ブロッコリーに入っているスルフォラファン、ニンジンに入っているβカロテンなど、いずれもずば抜けて抗酸化力の高い成分で、解毒力にも効果を発揮します。

腸を健康にしてくれる野菜

レタス、ニンジン、ゴボウ、ブロッコリー

これらの野菜は、いずれも食物繊維を多く含みます。とくに葉野菜に多く含まれています。腸内の善玉菌である乳酸菌やビフィズス菌のエサとなり、腸内環境を整えてくれます。

血管強化ビタミンが豊富な野菜

アボカド、ブロッコリー、ホウレンソウ

アボカドには多くのビタミンEが含まれているため、高い抗酸化力を持っています。

また、ブロッコリーやホウレンソウには葉酸が多く入っていて、血管の炎症を防いでくれます。

ご覧になっていかがですか？　お勧め野菜のすべての項目に、実はブロッコリーが入っていますね。

ポイント　血管強化のための最強野菜はブロッコリー！

血管が若返る果物

果物も野菜と並び、豊富なファイトケミカルを含んでいます。中には、血管強化物質であるＮＯの産生成分を豊富に含んでいるものもあります。

とくに果物は、朝に食べるのが効果的です。なぜならば、起床時にはまだ腸が眠っているからです。腸は1日を8時間ずつに分け、3つのサイクルで動いています。朝の時間帯は腸の休息の時間帯なのです。

ですから、朝に消化にエネルギーを費やす食材をとるのは控えめにした方がよいのです。

果物は、消化に対するエネルギーをほとんど必要としないため、朝食には最も適していると言えます。

とくに、野菜や果物を混ぜてその場でつくるできたての野菜ジュースは本当にお勧めと言えます。

ぜひ、みなさんもミキサーを購入して、野菜と果物でできた朝の血管強化ジュースをつくってみてはいかがでしょうか？

野菜と同様、とくに血管によい効果が期待できる果物を選びました。

リンゴ

果物で第一に挙げたいのは、リンゴです。リンゴには、プロシアニジン、カテキン、ケルセチンなど多くのファイトケミカルが含まれていて、これらは総称してリンゴポリフェノールと言われています。

リンゴの中にはペクチンと呼ばれる食物繊維も豊富に含まれていますので、腸も健康にしてくれます。

ブルーベリー

ブルーベリーは、とても多くのポリフェノールを含み、抗酸化力を発揮します。とくにアントシアニンは、ブルーベリーに含まれるポリフェノールの代表格と言えます。

レモン、ミカン、グレープフルーツ

これらの柑橘類はビタミンCを多く含み、血管の抗酸化能力を高めます。また、レモンに多く含まれるクエン酸からは、血液サラサラをつくり出すことが期待できます。

スイカ、メロン

スイカの中には、シトルリンというアミノ酸がダントツでたくさん入っています。シトルリンには強い血管拡張効果、すなわちNOの産生効果があります。シトルリンはスイカから発見された成分だけあって、スイカ内のシトルリン量はとても多いのです。夏にはぜひスイカを食べてください。また、スイカには及びませんが、メロンにもシトルリンが多く含まれています。

ポイント 血管強化果物の総合1位はリンゴ、夏にはスイカで血管強化！

血管が若返るメニュー

この節では、血管強化食材と血管強化お勧めメニューをご紹介いたします。

NOを多く含む食材

スイカ、メロンがよいということは前節でお話ししました。それ以外の食材にもNOを多く含むものがいくつかあります。NOは、とくにウリ科の植物に多く含まれています。たとえばヘチマやゴーヤ、キュウリなどです。他にはクコの実やニンニクにも多く含まれています。

NOの産生を助ける食材

NOはアミノ酸からできるので、アミノ酸を多くとることが必要です。魚、大豆、赤身のお肉など良質のタンパク質摂取がお勧めです。ただ、脂身の多い肉は厳禁です。

脂身の多い肉には飽和脂肪酸が多く含まれており、血管内皮を傷つけてしまうのです。

血管が若返る油

先ほど、オメガ3と呼ばれるグループ、すなわちEPAを多く含む油である青魚、亜麻仁油、エゴマ油が血管強化に必要、一方でオメガ6に属するリノール酸は血管に炎症を起こすという話をしました。実は他にも優れた油があります。それはオリーブオイルとココナッツオイルです。

オリーブオイルはオメガ9に属しますが、こちらも血管の酸化を抑えてくれる油です。また、中鎖脂肪酸であるココナッツオイルが、最近とくに注目を浴びています。炎症を抑えてくれる効果があるだけでなく、アルツハイマーなどの脳の変性を予防する効果があると言われています。

血管強化お勧めメニュー

一番のお勧め食事メニューは地中海食です。地中海食の特徴は、オリーブオイルを多く使っていること、魚の摂取量が非常に多いこと、さまざまな豆類、種実類を使っていることです。ヒヨコマメ、レンズマメ、インゲンマメ、松の実、アーモンド、へーゼルナッツ、クルミ等が代表的です。地中海食で心血管病の発生率は大幅に抑えられるという報告もあります。(NEJM　2013 Apr 4;368(14):1279-90)

カレー

カレーには、抗炎症効果の高いターメリックが含まれています。

肉料理

赤身の肉には良質のタンパク質が豊富に含まれますが、料理法が大事です。焼肉は血管を老化させます。それは、高温で肉を焼くと、肉のタンパク質が変性して糖化、AGEという超悪玉物質をつくり出すからです。肉を食べるならしゃぶしゃぶが一番のお勧めです。

朝の野菜ジュース

私の一押しは、朝の野菜ジュースです。ファイトケミカルが豊富に含まれた野菜と果物をミキサーにかけ、毎朝一杯飲む。腸に負担もかからないし、血管強化にも最適です。飲みづらい場合、甘味を加えるときには、砂糖ではなくハチミツやメイプルシロップを使うといいでしょう。

血管が若返るサプリメント

栄養補給にサプリメントは必須です！

ここまで食材のお話をしてきましたが、あなたに足りない栄養素を積極的にサプリメントで補給する方法も必要です。サプリメントを疑問視する方もいらっしゃいますが、私はまったくそうは思いません。

なぜなら、現代社会で生きていく以上、真の健康を保つためには食材からだけではとても栄養補給が間に合わないからです。十分な栄養でカラダを満たしてあげるには、食材のみに頼っていては不可能なのです。

ただ、やみくもに健康によさそうだからとサプリメントを服用するのは私もお勧めしません。

本当に必要なことは、どんな栄養素が自分のカラダに足りていないのか？　どんな栄養素を補うべきなのか？　それをきちんと知った上でサプリメントの手助けを受けるべきなのです。

この章の中で、さまざまな血管強化に必要な栄養素を紹介しました。それらの栄養素が含まれたサプリメントをとることは非常によいでしょう。しかし、それ以外はどうでしょう?　自分に必要なサプリメントをしっかりと見分ける眼が必要となります。

あなたが補給すべき栄養素は何なのか?　実は、自分に足りない栄養素は血液検査で調べられるのです。それは、血液栄養解析というある特別な血液検査法です（限られた病院のみで行なわれている血液検査です）。

この検査で、あなたに足りないビタミンやミネラル、また交感神経の緊張度などいろいろな情報が得られます。

サプリメントには、もうひとつ問題点があります。それは、サプリメントは薬と違って粗悪品が出回っているということです。業者によっては、パッケージに表示してある成分をまったく入れていなかったり、量が全然違っていたり、不純物が多量に混入していたり、などということがあります。

ですから、信頼のおけるところから購入することが必要です。まさに、食材を買うときと同じですね。

原産国はどこなのか?　生産工場の質は大丈夫か?　パッケージ通りの成分がきちんと入っているか?　など。

最近は、医療機関でもサプリメントを扱うようになってきています。たいていの医療機関専用サプリメントは高品質ですので、サプリメントの購入を医療機関で行なうというのもひとつの方法です。

まさに、サプリメントは医師に聞け！　ですね。

ポイント　**血管強化のために、上手にサプリメントを使おう！**

4章
血管のデトックス

血管はデトックスできる

血管強化のためには、栄養状態を整えるだけでは足りません。血管をデトックスすることが必要です。

デトックスとは、言い換えるとおそうじです。

みなさん、血管のおそうじをしましょう。

血管のそうじをする上で、しなければいけないことは3つあります。

まず、すでに血管そのものにこびりついたごみをキレイにそうじすることです。

実は血管にこびりついたごみを取り除いてくれる物質が存在します。

それは、「アディポネクチン」と呼ばれる物質です。

血管はさまざまな原因でダメージを受け、傷がついていくのですが、そんな中、このアディポネクチンは、せっせと傷ついた血管を元に戻してくれる血管修復物質と言われており、最近、とくに注目を浴びています。

この物質の正体など、詳しいことは後ほどお話しします。

しかし、アディポネクチンの働きでせっかくキレイに血管からごみを取り除いても、そのごみを、血液を介して回収してしっかり体外に洗い流す全身のデトックスシステムも必要です。

そこで2つめは、全身のデトックス器官を積極的に使うことです。デトックス器官はいくつかありますが、まずは肝臓。

ここは血管、血液にたまっていた悪玉物質を集めているところです。そして、集めたごみを解毒してくれる役目があります。

そして、栄養の門番である腸、ここで悪玉物質の侵入を防ぐと同時にたまったごみを便として体外に排出してくれます。しかしみなさん、まだまだ自分のデトックス器官を上手に使いこなせていません。

そして3つめは、血管のごみになる原因物質をそもそもカラダに入れない、口にしないということです。

血管破壊物質を知り、それを避けることが必要です。

血管破壊物質には、血管を直接傷つけ、炎症を起こすものと、血管に必要な栄養素を体内に取り込むのを邪魔したり、栄養素の働きを弱める作用があるものがあります。

この章を読み進めていただくことで、血管強化のために避けなければいけない物質がわかります。

ポイント 血管デトックスとは、血管についたごみをそうじする、そのごみを効率的に外に出す、そして、そもそもごみの原因になるものをカラダに入れない、ということ。

血管デトックスの主役「アディポネクチン」

ここでは、先ほど少しご紹介したアディポネクチンについてお話ししていきましょう。

さて、この物質の正体は何でしょう?

アディポネクチンとは、体内にある脂肪、それを構成している脂肪細胞というところから分泌される生理活性物質（アディポサイトカイン）のひとつです。

簡単な言い方をすると、あなたのお腹の脂肪の中に隠れているものです。

本来、脂肪はエネルギーを貯蔵したり、体温を正常に維持するために必要なものだと考えられてきました。

しかし近年、脂肪細胞からは多くの生理活性物質が分泌されることがわかってきています。

そして、この物質には善玉と悪玉が存在します。

悪玉の生理活性物質は血液の流れに乗って、血管を傷つけていきます。

一方、善玉のアディポネクチンは血液を循環し、血管が傷ついているところを見つけると、自動的に修復してくれる作用や、血管での酸化や炎症を抑えてくれるなど、まさに血管デトックスにふさわしい働きをしてくれます。

ですから体内のアディポネクチンを増やすことが、まさに血管デトックスに直結するわけです。

では、その方法とは？

脂肪細胞を増やすためには、やはり太ることがよいのでしょうか？

そんなわけないですよね。もちろんこれは間違いです。

実は、脂肪細胞は大きくなりすぎると、とたんにアディポネクチンの分泌をストップさせてしまい、逆に悪玉アディポサイトカインを大量に分泌してしまいます。

とくに、肥満になればなるほど、また皮下脂肪よりも内臓脂肪の増加によって、アディポネクチンは分泌量が低下します。

つまり、アディポネクチンの分泌量低下に伴い、血管の老化が進行するということです。

やらなければいけないこと。それは肥満を改善し、内臓脂肪を減らすことです。

内臓脂肪低下、すなわちウエストダウンを目指すのです。

ウエストダウンは、血管強化に必須ということです。

また、食べ物にもアディポネクチンを増やしてくれるものもあります。

たとえば大豆。大豆に含まれるタンパク質が脂肪細胞の中にあるアディポネクチンを合成する機能を高めると言われています。

ポイント **アディポネクチンを増やすため、とにかくお腹をへこませよう!**

ファーストフードは化学物質の宝庫。絶対避けよう

血管デトックスに必要なことは、血管を傷つける悪玉物質をいかに避けるか、いかに口にしないかが大事です。そのためには、それら悪玉物質がどこに潜んでいるか、しっかりと知っておかなければいけません。

悪玉物質とは何なのか?

簡単に言うと、代表的なものは化学物質です。

では、化学物質とは何か?

実は現代の生活の中で、私たちは多くの化学物質に囲まれて暮らしています。

タバコは代表的な化学物質です。タバコがカラダによくないことはみなさんごぞんじですよね。

タバコが血管にもよくないのも、もはや常識。まさか、吸っていないですよね。

実はタバコと同様、多くの食品類にも化学物質が使われています。保存料、添加物、着色料などがそうです。

私たちは、まさに便利という言葉と引き換えに、さまざまな化学物質を知らないうちに口にすることとなり、知らないうちに自ら自分のカラダを痛めつけていたのです。

食品類の中でも、ファーストフードやコンビニの食品は血管破壊物質の宝庫と言えます。

手軽に食べられる、保存しやすくする、長持ちさせる、などのために多くの添加物が使われています。

そんな添加物がカラダによいわけがない。もちろん、血管にだって悪いに決まっています。

食品に含まれる多くの化学物質は、炎症を引き起こす原因となります。

血管に炎症が起きれば、血管の老化がどんどん進むのです。

また、これらの食品は高カロリーでありながら、カラダに必要な栄養素がまったくと言っていいほど入っていないエンプティーカロリー食品と呼ばれています。

ファーストフード食品やスナック菓子、炭酸飲料など、多くのエンプティーカロリー食品があります。

これらは体内に入ると、真っ先にお腹の脂肪のもと、内臓脂肪の増加にもつながってしまいます。

内蔵脂肪の増加は、善玉物質アディポネクチンを減らすのでしたよね。

つまり、これらは血管に炎症を起こすだけでなく、炎症を修復している物質さえも減らしてしまうのです。

ただ、これらの食品をまったくゼロにするのは難しいですよね。

ある程度の悪玉物質は、自己の解毒作用でちゃんと体外に排泄されます。

このため、控えめに食べる、食べ過ぎない、という心掛けが必要です。

もし、毎日のようにこれら悪玉物質含有食品を食べていたら、あなたのカラダの解毒システムは破綻し、一気に悪玉物質が体内にあふれ、全身は炎症だらけ、全身の血管が傷ついていきます。

くれぐれも、食べないことを習慣とするように心掛けてください。

これらを避ける生活を送ることが、あなたの未来の血管を守ってくれます。

ポイント **血管強化、血管デトックスのために、ファーストフードは避けること。**

ライスにしますか？　パンにしますか？

さて、タイトルにある、血管デトックスとライスとパン？・？

これって、一見血管にまったく関係なさそうですよね。

でも、悪玉物質をカラダに入れないという意味で、この選択は非常に大事です。

あなたはどちらを選びますか？

「ライスにしますか？　パンにしますか？」と聞かれたら、速攻で「ライス、お願いします」と答えてください。

間違いなく米を選ばなければいけません。

パンはよくないのです。

ただ、すべてのパンが悪いわけではありません。一般的なパン、小麦を使ったパン、しかも輸入小麦を使ったパンが悪いのです。

とにかく今、小麦がよくない。今、私たちが口にしている小麦のほとんどは、輸入ものです。

それらは品種改良、遺伝子組み換えという名の下に、昔の小麦とはまったく違う姿に変わってしまっています。小麦の中に入っているグルテンという成分がカラダにダメージを与えます。

また、グルテンには依存性があります。麻薬性があるといってもよいでしょう。グルテンに含まれているグルテモルフィンと呼ばれている成分が、麻薬様の働きを持っていると言われています。

たまに、朝パン、昼パン、夜パンで大満足と言う人、それは明らかに小麦依存症ですよ。

品種改良された小麦を口にすると、腸に大きなアレルギー反応を起こし、腸に炎症が始まり、腸のバリア機能が破壊され、本来はカラダに入るはずのない成分が容易に体内に侵入してきます。

もちろんそれらは血管に炎症を誘発、動脈硬化の原因となるのです。

グルテンは血管だけでなく、さまざまなアレルギー症状を起こすとも言われています。

たとえば片頭痛。グルテンによるアレルギー症状の半数以上の方が、実は片頭痛に悩まされています。

また、集中力が欠けたり、気力がなくなったり蕁麻疹が出たりなど、ありとあらゆる症状があります。

そのために最近では、グルテンフリーの食品も見かけるようになってきました。

グルテンフリーにすると、運動時のパフォーマンスも上がると言われています。

テニスプレーヤーのジョコビッチが以前成績に伸び悩んでいたとき、グルテンフリーにしたところパフォーマンスが上がり、見事世界ランク1位を手にしたというのは有名な話です。

このように体内をむしばむグルテン、血管がむしばまれる前に、できるだけ避けておきたい食品です。

牛乳は血管にはまったくよくない

小麦に続いて今度は牛乳の話です。

そうなのです。牛乳も血管にとっては敵なのです。

実は、今や牛乳も危険と言われ始めています。

そもそも、日本人には牛乳に対してアレルギーを起こす人がたくさんいることが知られています。

よく、牛乳を飲むと下痢をしてしまう人がいますよね、あれが牛乳に対してのアレルギーによる代表的な症状です。

牛乳には乳糖（ラクトース）という糖質が含まれています。

普通なら、これが小腸でラクターゼという乳糖分解酵素によってブドウ糖とガラクトースに分解され、腸から吸収されます。

しかし、日本人にはこの乳糖分解酵素が欠乏している人、乳糖不耐症の人がとても多いのです。

70％以上もの日本人が、乳糖不耐症とも言われています。

乳糖不耐症の場合、乳糖が吸収されないまま大腸に居残るために、大腸の中で発酵してしまい、ガスが発生。結果として腸の粘膜を傷つけてしまいます。

すると、腸のバリア機能が壊れ、多くの悪玉成分が体内に入り込みやすくなってしまいます。

また、最近では牛を育てる際に、多くの成長ホルモンが投与されることがあります。そうすると、牛は約30％も成長が早くなるのです。また、抗生物質が大量に投与された牛も存在します。

投与された成長ホルモンや抗生物質の代謝産物が、そのまま牛乳に移行してしまうため、牛乳と一緒に成長ホルモンや抗生物質を飲んでしまっていたのです。

つまり、健康のためによかれと思って牛乳を飲んでいたつもりが、中にとんでもない物資が混入されていることがあるのです。

また、牛乳には飽和脂肪酸と言われる成分が多量に入っており、これがコレステロール値を高めてしまい、動脈硬化を進めてしまうことになりかねません。

そして、牛乳もまた小麦同様、依存性があると言われています。

牛乳を構成するタンパク質、カゼインの中に、カゼモルフィンという成分が入っています。これは脳内興奮物質です。

このように、牛乳を体内に取り込むことで、多くの悪玉物質を体内に入れるだけでなく、腸を破壊してしまう。結果として血管へも炎症を引き起こし、血管老化を招きます。

そこで最近では、健康のためにグルテンフリー（GF）、カゼインフリー（CF）のGFCFダイエットをする方も増えています。

血管デトックスのためにも、このGFCFダイエット、始めてみてはいかがでしょうか？

ポイント 牛乳も血管老化の原因のひとつ。

体内に潜む有害金属

有害金属が、あなたのカラダの中にたまっているかもしれない！

有害金属は、私たちの生活の至るところで使われています。代表的なものに、水銀、鉛、ヒ素、カドミウム、アルミニウムがあります。

実は、これら重金属は、原因不明と言われているカラダのいろいろな症状の原因になっていることがあります。

もちろん、動脈硬化や心臓病、血管病の原因になっていることもあるのです。

有害金属は、一時的に大量に体内に入り込む急性中毒だけでなく、長い年月をかけてじわじわと体内にたまる、慢性蓄積も問題となります。

有害金属の特徴として、カラダにたまりやすい。一度たまると、体外に出しにくい、脳神経への毒性が高いことなどが挙げられています。たとえば、透析患者さんに見られる透析脳症、これは透析で排出できないアルミニウムの脳内蓄積が原因と言われています。

また、肝臓や腎臓への負担も増えます。肝臓、腎臓はデトックスのフィルターとなっているので、重金属のデトックスには相当のエネルギーを使わざるを得ません。

必須ミネラルの吸収率を下げてしまうために、ミネラル代謝も悪くなってしまいます。

血管にも、もちろんよいはずがありません。血液を濁らせ、血管内皮細胞のエネルギー産生を邪魔します。

活性酸素を増やしてしまい、血管の炎症を誘発します。

また、以下のような症状の原因にもなります。

アルミニウム……血流に乗って脳に蓄積しやすいと言われています。その影響で認知機能障害や集中力低下が起こります。

鉛……鉄の代謝を邪魔します。そのために貧血となり、全身に十分な酸素を送れず、疲労の原因となります。鉛の血中濃度が高い人は高血圧になりやすいと言われています。

水銀……記憶障害、イライラ、しびれ、片頭痛などを起こします。心臓の筋肉に入り込み、心臓機能を低下させることもあります。水銀は、マグロなどの大型魚、歯の詰め物（アマルガム）に入っていたりします。

血管、血液のエネルギー産生能力を高め、炎症を防ぐためにも、有害金属を体内から除去する必要があります。

まず、有害金属に対抗する拮抗ミネラルをとる必要があります。

カルシウム、マグネシウム、セレン、亜鉛は、とくに有害金属排出に役立ちます。

また、有害金属デトックス効果のある食材をとるのもよいでしょう。有害金属にくっついて体外に出してくれる成分としては、リンゴのペクチン、タマネギのケルセチン、玄米のフィチン酸、ゴボウのイヌリン、ニンニクの硫化アリル、カリフラワーのイソチアネートなどがあります。

ポイント **重金属をカラダに入れないことも、ぜひ身に付けたい血管強化法のひとつ。**

血管デトックスにはミネラルが欠かせない

有害金属除去にミネラルが欠かせないという話をしましたが、ミネラルは直接血管デトックスにも役立ちます。

とくに、カルシウムとマグネシウムです。

ミネラルと硬化した血管は、どんな関係になっているのでしょうか？

硬化した血管の多くには、血管を硬くする原因のひとつ、骨の成分でもあるカルシウムがくっついています。もちろん硬化の原因はこれだけではありませんが、なぜ血管にカルシウムが沈着してしまうのでしょうか？

体内のカルシウムが多すぎるからなのでしょうか?

これはまったく逆なのです。実は、体内のカルシウムが足りなければ足りないほど、骨が勝手に溶け出してしまうのです。これはカルシウムパラドックスと呼ばれています。

血液中のカルシウムが少ないと、骨からカルシウムが血液中に流れ出し、カラダは血液中のカルシウム濃度を一定に保とうとします。

しかし、歯止めがきかず、血液中のカルシウムが逆に増えていきます。

そして膨れ上がった血液中のカルシウムは、血管などにくっついてしまう。これを異所性石灰化と呼びます。その結果として、血管は硬くなってしまうのです。

カルシウムが足りないと、血管にカルシウムがつきやすいことはおわかりですね。

だったら、カルシウムを補充してあげる必要があります。

カルシウムを補充することで、血管にあるカルシウムをきちんと骨に戻してあげるのです。

しかし、体内のミネラルは絶妙なバランスで成り立っています。カルシウムだけ補充してもうまくいきません。とくに、マグネシウムは非常に強い血管拡張効果を持っています。カルシウムのブラザーミネラルと言われ、カルシウムを的確に働かせてくれる効果があります。また、亜鉛は細胞の酵素活性を高めてくれる働きがあり、これも血管デトックスには有効です。

これらミネラルを、バランスよく摂取するということが必要です。

血管のカルシウムを取り除く方法は、もうひとつあります。これはキレーションと呼ばれる方法で、点滴で血管についたカルシウムをはがし取る画期的な方法です。

実際に、心臓血管病の方でこの点滴を行なった人は、血管病の再発が少なかったという論文が最近発表されています。(JAMA. 2013 Mar 27;309(12):1241-50)

限られた病院でしかできない特殊な治療ですが、硬化した血管を点滴で治療したいと積極的に思う方はやってみる価値は大いにあると言えます。

ポイント 血管硬化の原因のひとつ、カルシウムをコントロールして血管デトックスを

人体最大のデトックス器官、腸を使おう

血管をデトックスするには、カラダ全体のデトックス能力も高めていく必要があり

ます。

体内にたまった毒物、悪玉物質を解毒化し、体外に排出するシステムが人体にはいくつかあります。

人体は、便、尿、汗、毛髪などから、自分に必要のないものを外に出そうとしています。

これらデトックス器官のうち、最大のデトックス器官が腸なのです。

実にデトックス処理全体の75％を一手に引き受けている器官です。

また、腸は便として悪玉物質をデトックスするのはもちろんのこと、カラダのゲートキーパーとして悪玉物質を体内に入れないバリアの役目もあります。

腸からしっかりとデトックスされていれば、血管もどんどんデトックスされていきます。

同時に血管が強化されていけば、腸の血流がどんどんアップするために腸のデトックス効果も増強していきます。

血管と腸は、相乗効果で改善し合うのです。腸でしっかりとデトックスできるようにするためには、腸内環境と呼ばれている腸の状態をよくすることが必要不可欠です。

そして、便秘がちなあなた、腸内環境は最悪です。

デトックスは便というかたちで体外に出ていくわけですから、便秘＝腸のデトックス器官が機能していないということになります。

同様に、便秘と下痢を繰り返す人も、腸内環境は狂っていると言えます。

腸内環境をよくする上で最も大事なもの、それは腸内細菌という細菌のバランスです。

腸内細菌の中には、腸内環境をよくしてくれる善玉菌と、腸内環境を悪化させる悪玉菌が存在します。いわゆる乳酸菌、ビフィズス菌と呼ばれるものが善玉菌です。

最近では食環境やストレスの変化で、腸内環境が劣悪になり、悪玉菌が腸に蔓延するばかりか、ついにカンジダというカビが生えてきてしまう方も急増しています。

そこで、やらなければいけないことは、しっかりと腸によい栄養をとることです。

腸によい栄養とは、まずは食物繊維。食物繊維は善玉菌のエサになってくれます。

ビタミンBも、善玉菌を育てる上で多めにとっておきたいところです。

また、腸からはリラックスさせる神経伝達物質、セロトニンが多く分泌されています。本来、脳から出ていると思われていたセロトニン、実はその75％は腸から出ているのです。

ですから、腸がよくなれば、デトックス効果だけでなくリラックス効果も高まります。

腸はストレスのコントロールも担っているのです。

腸と脳はつながっています。また、血管もストレスに敏感に反応します。これは血管と脳がつながっている証拠。

つまり、血管と脳と腸は互いに深くコントロールし合っているということです。人体は奥が深いですねえ。

ポイント **腸はデトックス処理の75%を一手に引き受けている器官!**

お風呂は最高の血管デトックス

血管デトックスのためには、腸以外の器官を有効に使うことも必要です。

その中で、汗をかくことも、非常によいデトックス効果を示します。

昔から健康のためには運動して汗をかこう、と言われていますよね。

これはデトックスの観点からはとても大事なことです。

汗を通して、老廃物は体外に排出されるのですから。

また、実際に汗をあまりかかない人は、免疫力が低下し風邪などをひきやすいとも言われています。

汗は体温調節としての役割も持っています。

汗をかきづらい人の多くは体温調節が上手ではなく、低体温の方が多いのです。

そして、体温と免疫力には関係があります。

たとえば、体温がたった一度下がるだけでカラダの免疫力は30％低下すると言われています。

そこで、汗をかく方法ですが、もちろん運動をして汗をかくこともよいでしょう。

よく街中でみかける岩盤浴、これも侮れません。

積極的に汗をかくような行動を起こすことが、デトックスしやすいカラダをつくってくれます。

食べ物で汗をかくことも、非常に有効です。

とくに唐辛子などに入っているカプサイシンという成分が汗をかかせるだけでなく、血管の炎症を抑えてくれる効果もあるので、辛いものを食べるのもよいでしょう。

汗をかく習慣ができると、毛穴が開いて汗をかきやすい体質に変わり、デトックス効率の高いカラダになることができます。

いろいろな汗をかくデトックス方法の中で、手軽にできる一番のお勧めはお風呂です。

お風呂では、汗をかき、体温が上がり、デトックス効果が得られることに加え、全身が温まることで末梢の血管が拡張し、血行改善、血管若返り効果が得られます。

では、入浴時のデトックス効果をより高めるためのお勧め技をひとつお伝えします。

これは、湯船にあるものを入れるのです。

あるものとは……、
マグネシウムの粉です。

マグネシウムは血管拡張効果を持ち、血管強化のためには非常に役立つミネラルです。しかし、マグネシウムは腸からの吸収効率が悪く、なかなかカラダに取り入れるのが難しいのですが、実は皮膚からは容易に吸収されるのです。

そこで、入浴中に開いた毛穴からマグネシウムを取り入れることで、より血管強化につながるわけです。

ただ、マグネシウムは血管拡張効果があるため、血圧が低下することがあります。もともと血圧が低い方は気をつける必要があります。そのため、マグネシウム入りの入浴時間は短めに、そして週2日くらいまでとやりすぎないことも大事です。

この手軽にできるマグネシウム入浴を取り入れて、血管デトックスを行ってみてください。

ポイント　汗をかくことも、非常によいデトックスにつながる。

5章

血管強化トレーニング

血管強化にトレーニングは必須

さて、この章では血管強化トレーニングと題して、運動などカラダを使うことの大切さをお伝えしていきます。

血管強化の上で、血管をトレーニングすることは必須と言えます。

血管をトレーニングできるの？　そうお思いの方も多いでしょうが、できるのです。と言うより、やらなければいけません。血管には刺激を与え続ける必要があります。

ただ、やり方は至ってシンプルです。

刺激の方法は、有酸素運動と筋トレ、それとストレッチの３つです。

簡単ですよね？

では、なぜこうしてカラダを使うことが大事なのでしょうか？

しばらく運動をしていない人が急に運動するとカラダを痛める、けがをする、という話はよく聞きますね。

これは普段使っていない筋肉などを急に使ったために、筋肉が硬くなりパフォーマンスが低下し、運動に対応できなくなり、結果としてけがをしてしまうのです。

実は、このことは、そのまま血管にも当てはまります。

血管は刺激を与えず、サボっていると硬くなります。ですから、血管には定期的に刺激を与えなければいけません。

運動を定期的にしない人の血管は急速に老化が進み、脆弱化して、詰まったり破れたりしやすくなってしまいます。

運動で血管に刺激を加えると、血管内皮細胞から血管拡張物質であるNOが放出されやすくなるとも言われています。

とくに、有酸素運動を20分以上続けたときに、血液中のNOは大幅に増えてきます。1回20分以上の運動を、できれば週3、4回を目安にして行なうと血管強化には効果的です。

この運動をすることで、何もしていない状態と比べ、血中のNOの濃度は何と10倍も高くなるのです。

そして、有酸素運動と同じくらい大事なのが、筋トレとストレッチです。

筋トレをすることで、カラダの筋肉が増えますよね。

そうすると、筋肉に送る血液がたくさん必要になり、血管も発達していきます。

血管が発達し、血管を強化できれば、末梢の血行がよくなり体温が上昇。

それが免疫力増強につながります。

そしてストレッチの効果です。みなさん、ストレッチをしているときに、筋肉を伸ばしている感覚はあると思います。でも、そのとき、同時に血管もストレッチされています。

全身のストレッチ＝血管のストレッチというわけです。もちろんこのストレッチによりしっかりと血管に刺激が加わりますので、血管は柔らかくなっていきます。

血管強化に欠かせない血管強化トレーニングを、ぜひ習慣としてください。

運動しすぎは逆効果〜有酸素運動の勧め

カラダを使って運動しなければいけないことはわかりましたか？

次に大事なことは、どの程度の運動がいいのかということです。

驚くべきことに、健康のために始めた運動でも、運動をしすぎると健康への効果が少ないばかりか、逆に血管にダメージを与えかねないのです。

ストレス発散のために運動をするのならよいでしょうが、やみくもにただ運動をするというのは、血管強化の観点からはお勧めできません。

血管強化のために行なう運動は、少なすぎても効果はなし、多すぎても効果はなし、と言えます。

血管強化に適した運動量、ゾーンがあるのです。

みなさん、ウォーキングなどをするときにはもちろん酸素を吸って呼吸しながら歩きますよね。このように呼吸をしながら行なう運動のことを有酸素運動と言います。

このとき、カラダの細胞でも酸素を使ってエネルギーを産生しています。

では、ここからジョギング、ランニングとどんどん運動量を高めていくと、やがて息が切れてきますね。

この状態では、もはや血液中に十分な酸素を送り込めなくなります。

この状態になると、カラダには乳酸と呼ばれる疲労物質が増加したり、活性酸素が増えたりと、血管を攻撃する物質であふれかえってきます。

つまり、簡単に言うと、へとへとになるくらいの運動は、血管強化にはまったくならず、血管老化につながるということです。

ある程度の運動で血管に刺激を与えながら、でも、決してへとへとになるほどの運動はしない。

運動中に軽く会話ができる程度の運動、運動が終わった後、「多少は疲れたかな、ああ気持ちよかった」と思える程度の運動。これを目指してください。

人によって運動での疲れ具合は変わります。つまり、人によって血管強化に必要な運動量は異なります。

ここで、自分に合った適切な運動量を簡単に知る方法があります。

それは脈拍です。血管強化に適した脈拍で有酸素運動を続けると、非常に効果的です。年齢を加味した計算式がありますのでお伝えします。


脈拍数＝（220－年齢）×0・6～0・7

この脈拍をキープしながらの有酸素運動をぜひ行なってください。血管強化、間違いなしです。

また、今まで有酸素運動を30分続けないと意味がないと言われていましたが、最近では、1日10分の有酸素運動でも血管病になる確率を低下させるという報告も出ています。

本当に短い時間でも構いません。まとまった時間が取れないからという言い訳で運動していないあなた！　隙間時間の有酸素運動、考えてみてください。

血管強化に役立つ筋肉

血管強化トレーニング、続いては筋トレです。

先ほど、隙間時間の有酸素運動が大事だとお話ししました。同じように、隙間時間の筋トレ、これもものすごく血管強化に役立ちます。

だらだらとトレーニングをやる必要はありません。

もちろん、たくさんやれれば効果的ですが、そういう方は長続きしないことが多いのです。

無理のない範囲、時間で取り組み始めることが、まずは大事だと思います。

筋トレも、全身の筋トレという形で徹底的に行わなくても構いません。

ポイントとなる、ターゲットとなる筋肉をしっかりと鍛えましょう

本書では、血管強化に必要な筋肉を4つほどご紹介します。

まず、ふくらはぎの筋肉です。ふくらはぎは第二の心臓とも呼ばれています。

というのも、下半身の血流をよくできるかどうかは、ふくらはぎにかかっているからです。

下半身の血流は、全身の約70％を占めていると言われています。しかも、心臓から遠いため、なかなか心臓のパワーが下半身まで到達しづらいのです。

それを補ってあまりあるのがふくらはぎなのです。

ふくらはぎのトレーニングをすることで、血中のＮＯが増加します。

そのＮＯが全身を流れ、ふくらはぎのトレーニングが全身の血管を拡張してくれることになるわけです。

続いて腹筋。ここもふくらはぎと同様、非常に大事な筋肉です。ここを鍛える目的は、お腹の内臓脂肪を撃退するためです。内臓脂肪と善玉物質アディポネクチンの関係についてはすでに話しましたね。

腹筋を鍛え内臓脂肪を減らすのです。腹筋のやり方は、みなさんがイメージするようなつらいトレーニングではなく、いつでもどこでもできる強化法です。

次に体幹部の筋肉です。体幹の筋肉はカラダの中でも非常に筋肉量が多いところです。ここを鍛えることで筋肉量を増やし、太りにくいカラダをつくるのです。体幹部の中で最も重要な筋肉は腸腰筋という筋肉です。もちろん、体幹部の筋力アップで血管は強化され、全身の血管が発達、血行、血流がアップします。

もうひとつは上半身の筋肉の中で、最も大事な筋肉、肩甲骨周りの筋肉です。

実は、肩甲骨周りにはある秘密の細胞が豊富にあるのです。

では、具体的なお勧めトレーニング方法に入っていきましょう。

忘れてはならない「ふくらはぎ」

最初にふくらはぎのトレーニングです。

とりあえず1種類の運動だけでも始めてみようという方は、ぜひこのトレーニングを行なってみてください。

何しろ、ふくらはぎは第二の心臓ですから。

ふくらはぎ基本トレーニング

これは、カーフレイズと言われるトレーニング方法です。
①肩幅くらいに両足を広げて立ちます。
②ゆっくりかかとの上げ下げを約1秒かけて行ないます。これを連続30回。
その際、かかとを1回も地面につけないことが大切です。

ですから、30秒で30回かかとの上げ下げができますね。

支えがないとバランスを崩してしまう人は、壁に向かって両手をあてながら行なっていただいて構いません。

また、立ったまま行なうことが難しい方は、椅子に座って行なっても構いません。

ふくらはぎ応用トレーニング

この応用編の運動は、基本トレーニングではまだまだ余裕のある方向けとなります。

やり方はどれも簡単ですが、いくつかご紹介しましょう。

①両足で支えながら行なっていたカーフレイズを、片足立ちした状態で片足ずつ30回行ないます。

普段、運動していない人には少しきついかもしれませんが、血管強化トレーニングとしては非常に効果的です。どちらかと言えば男性向けです。

②階段の段差を利用して、このトレーニングを行ないます。階段で行なうと、ふくらはぎの可動域を大きくトレーニングできます。

③カーフレイズを行なう際、ペットボトルを持ちながら、さらに余裕がある方は、ダンベルなど重いものを持ちながら行なうと相当の負荷がかかるので、トレーニング効率は上がります。

ふくらはぎ基本トレーニングと応用トレーニング

基本トレーニング

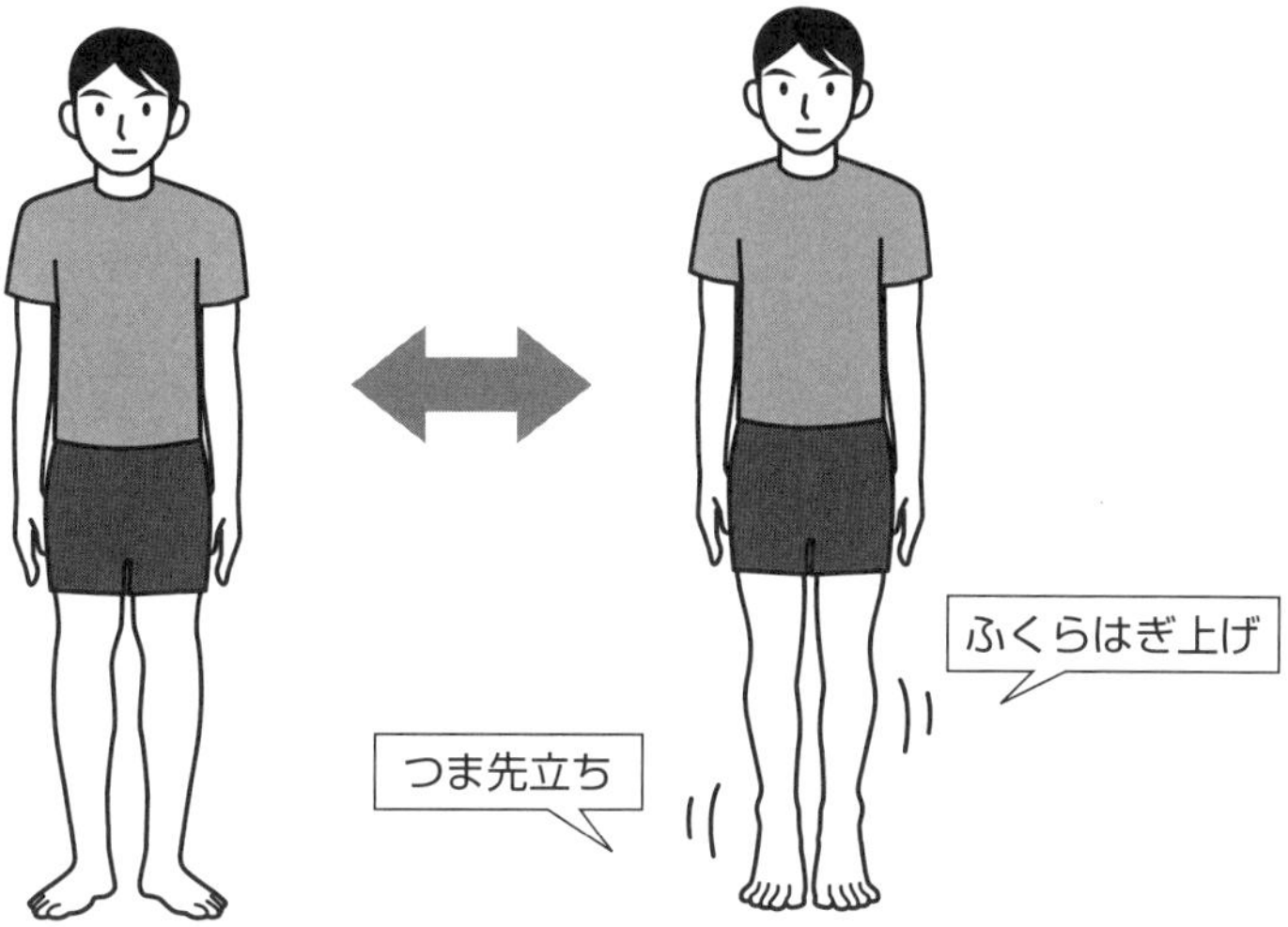

応用トレーニング

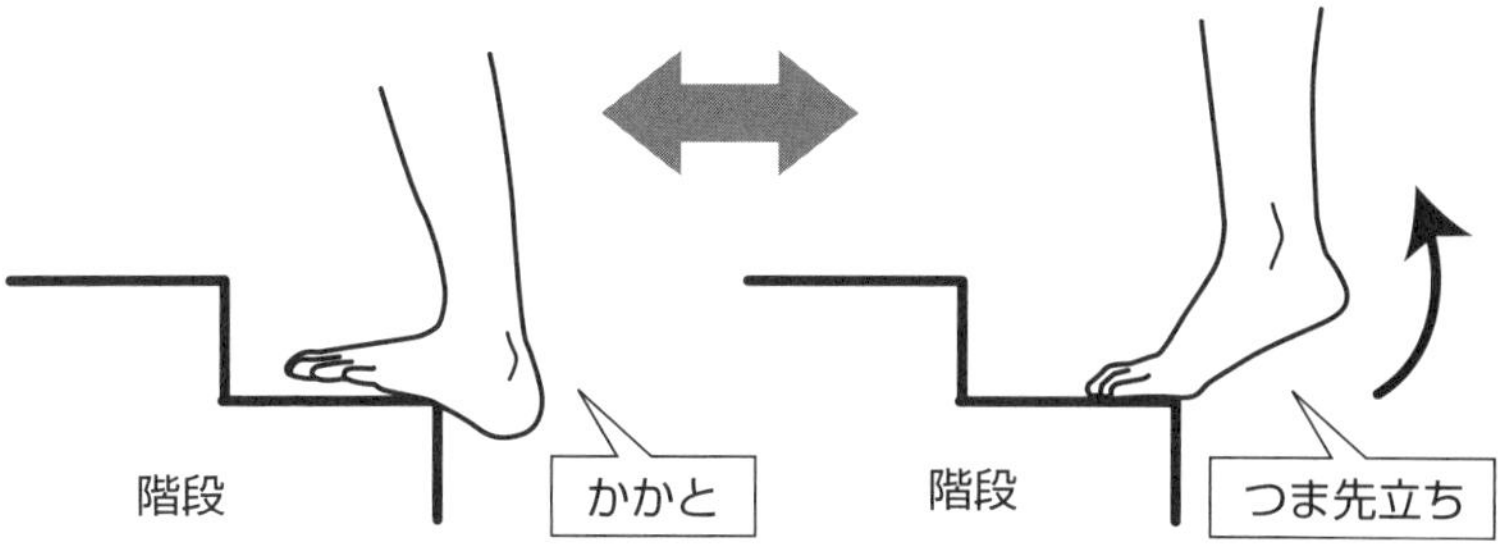

そして、この運動のよいところは隙間時間のトレーニングにとても適していることです。何しろ30秒で終わりますから。

デスクワークの合間に眠くなったときなど、座った作業が長い方でも気軽に始められますよ。

内臓脂肪を落とす簡単腹筋法

次は腹筋のトレーニングです。

腹筋のトレーニングと言うと、みなさんイメージするのが仰向けになった状態から起き上がる方法。

でも、これはつらいだけで、思ったより腹筋への負荷は少ないのです。

お勧めの腹筋方法は至って簡単。立っていても座っていても、もちろん寝た状態でも可能です。

今、この本を読んでいる状態のまま、背筋をピーンと伸ばしてください。

その姿勢を維持しながら大きくお腹をへこませてみてください。

できましたか？　へこませたままで普通に呼吸を続けて約30秒。30秒たったら力を抜く。

たったこれだけです。どうです？　できそうじゃないですか？

このトレーニング方法は、ドローイングと呼ばれています。今お話ししたやり方が基本的なドローイング法です。ドローイング法は、内臓に近い場所にある深層の腹筋が鍛えられるので、内臓脂肪を減らす効果はもちろん、お腹周りに天然のコルセットを付けられるので腰痛の予防、軽減にも役立ちます。

では、このドローイングを使ったバリエーションをいくつかお教えしましょう。

深いドローイング法

①肩幅くらいに脚を開いて立ってください。

②お腹をリラックスさせて、3秒くらいで鼻から軽く息を吸い込み、お腹を膨らませます。

③ここからお腹を思いっきりへこませながら6秒くらいで口から息を吐きます。吐ききった後、さらに腹筋に力を入れながら2秒吐き続けることがポイントです。

④力を抜くと、自然と反動で空気が吸い込まれます。このドローイング法はあくまでも息を吐くことに意識を向けること。息を吸うことはおまけです。

立っているときのドローイング、座っているときのドローイング

立っているとき

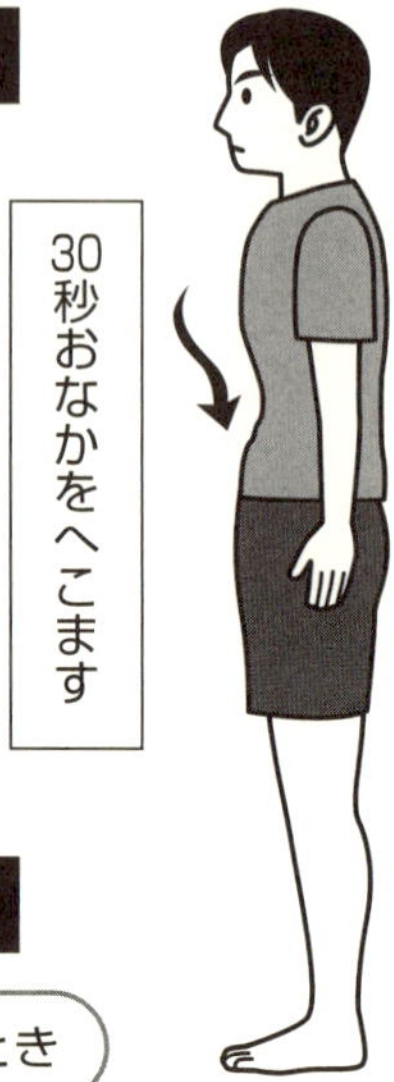

座っているとき

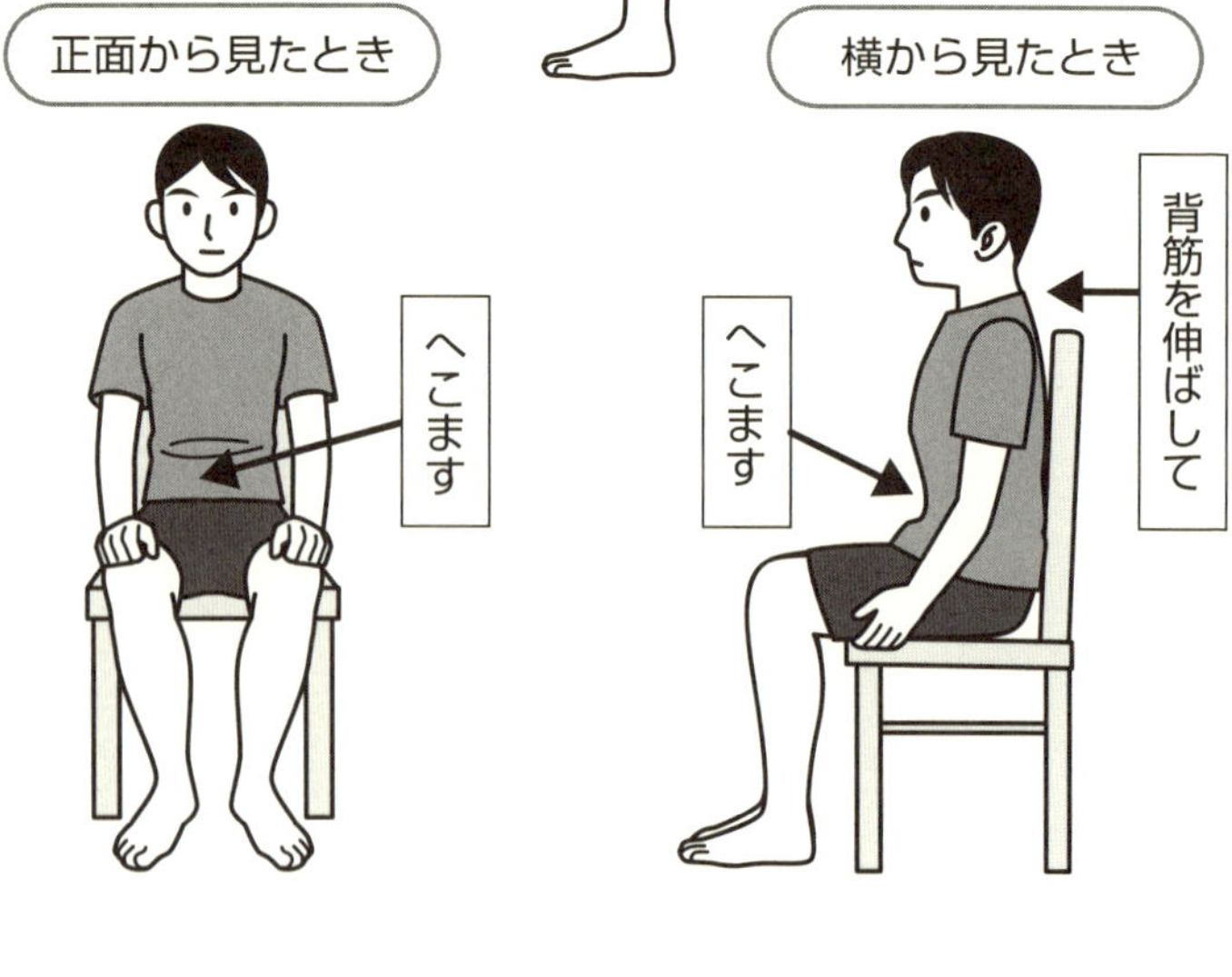

早いドローイング法

これはヨガの呼吸法で、火の呼吸と言われているものです。

やり方は犬のように舌を出して、ハッハッハッハッハ、という早いリズムでまさに犬のような呼吸をします。このときに腹筋が呼吸とともに激しく動いていれば、正しくできています。これは、過呼吸のような状態を強制的につくってしまうので、短時間のみにするのがよいでしょう。

ドローイングで内臓脂肪撃退です！

立っているだけでも運動になる～腸腰筋トレ

続いて、体幹部の筋トレの話をしましょう。

先ほどもお伝えしましたが、体幹部は非常に筋肉量の多いところ。ぜひここを鍛えて、ＮＯをたくさん放出させましょう。

ここでは、一番重要な腸腰筋という筋肉を鍛えます。

腸腰筋とは、背骨と腰の骨、太ももの骨をつないでいる筋肉で、姿勢の維持や下半身の動きに対して非常に重要な働きをする筋肉です。

腸腰筋は、深層腹筋とも言われています。衰えると、骨盤が後傾し、お腹、とくに下腹がポッコリと出やすくなります。つまり、内臓脂肪が増えやすくなるということで、また上半身と下半身の連携が上手にとれず猫背になってしまいます。

逆に、腸腰筋を鍛えると姿勢がよくなり、カラダのゆがみが取れ、体幹部の血流がアップしてNOもたくさん放出されるようになり、血管強化につながります。

ここでテストしてみましょう。あなたの腸腰筋は大丈夫？

姿勢正しく椅子に座ります。両手で椅子の端を持ちながら、両足の太ももをぐっと持ち上げて胸に近づけるようにしっかり上げてください。

これが10秒間維持できないようなら、あなたの腸腰筋は相当弱っています。

さて、この筋肉のトレーニング方法です。

この筋肉は、足の付け根を曲げるときに使われる筋肉というと、わかりやすいかもしれません。

つまり、太ももを上げるもも上げ運動が一番効果的です。

これは立った状態でもできるし、オフィスの椅子に座りながらでもこっそりできる運動ですね。

腸腰筋の位置とトレーニング方法

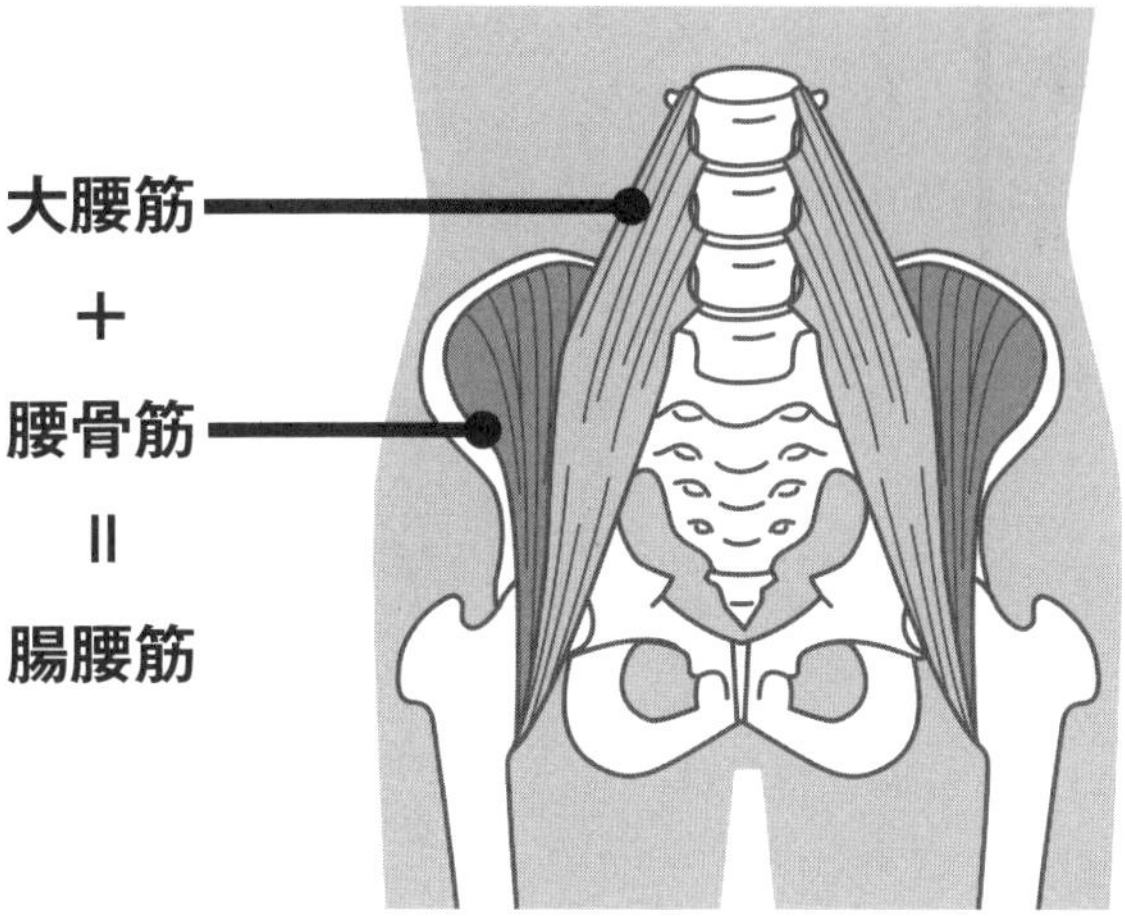

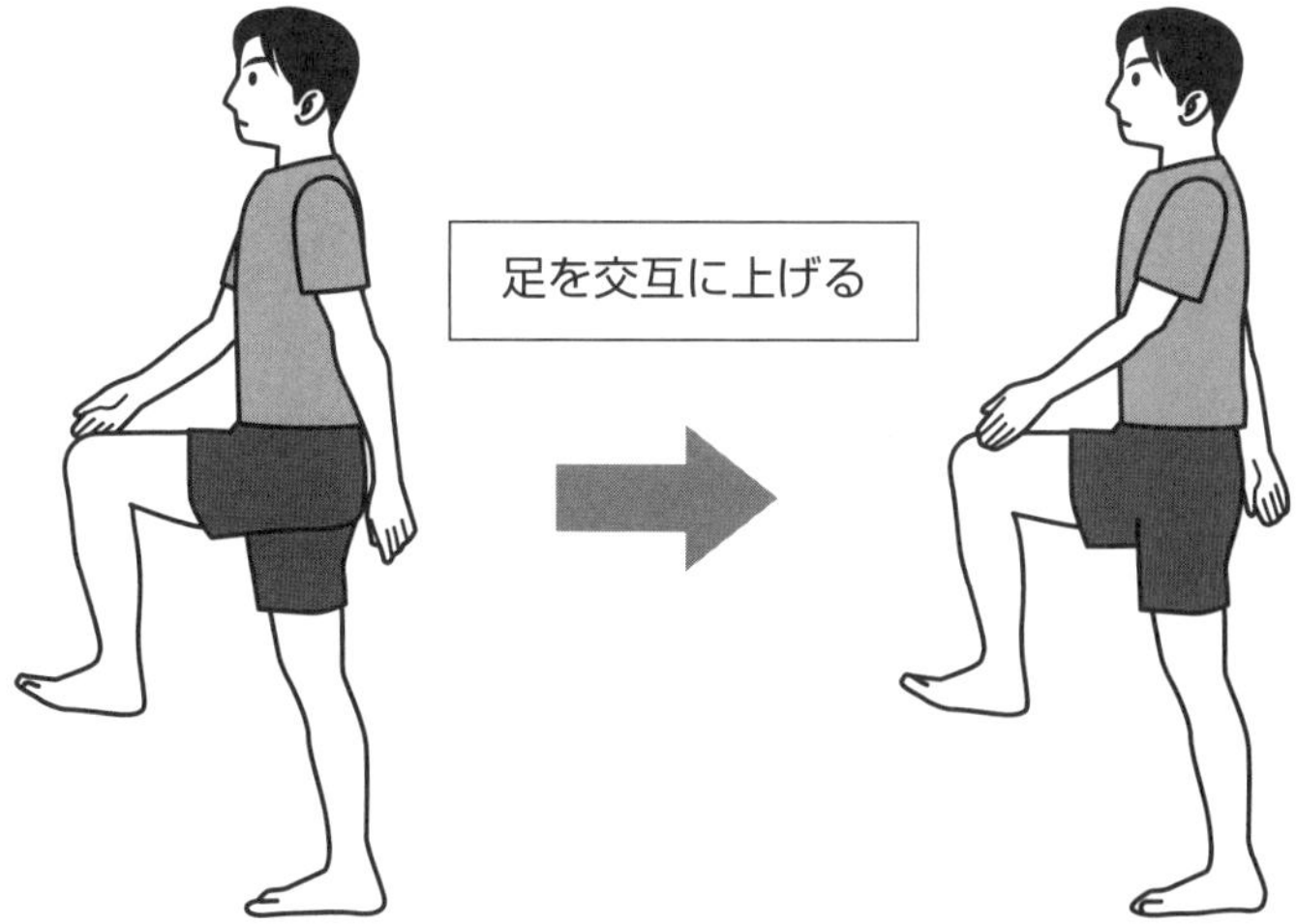

このトレーニングの際は、慌てずにゆっくりやる方が効果的です。3秒で持ち上げて3秒で元に戻す。かなりスローですが、スローでやる方が意外ときついんですよ。

また、この筋肉は立っているだけでも負荷がかかります。

ただ、姿勢が悪く猫背のような状態で立っていると効果がありません。

背筋をピーンと伸ばして、頭のてっぺんから糸でひっぱり上げられるようなイメージで、意識して背筋を伸ばしてください。

立っているときに、お尻をキュッと閉めるように立つとさらにいいですよ。

そして、この姿勢を意識して歩くようにするとより効果的です。

ポイントは、背筋をしっかり伸ばし、大股で歩くように心掛けること、これが腸腰筋を使ったウォーキングと言えます。

血管強化に欠かせない腸腰筋。もも上げ運動と腸腰筋ウォーキングで鍛えましょう。

肩甲骨に秘密が……

姿勢を正しく保つことは、血管強化の上で非常に大事なことです。

しかし、現代は、背中の丸まっている猫背の人が非常に増えています。

これはデスクワークなど、長時間同じ姿勢を保つ仕事を続けていることに原因があります。

長時間同じ姿勢を続けるのは大変なため、楽な姿勢、ゆったりした姿勢をとりがちです。

すると、背中が丸まってしまうのです。

このような姿勢の方に共通していることがあります。

それは、肩の筋肉、肩甲骨周りの筋肉が固まってしまっているということです。

そして背中が丸まるために、肩甲骨が外側に開いてしまっています。

両方の肩甲骨が離れてしまっているのです。

正しい姿勢を保つことで、体幹部の血流が増えるだけでなく。カラダのラインのシルエットも美しくなります。

そのためには、両方の肩甲骨を中央に寄せる必要があります。

肩甲骨を中央に寄せるトレーニングをするのです。

また、肩甲骨周りには褐色脂肪細胞という特殊な細胞が多いと言われています。

褐色脂肪細胞とは何でしょう?

実はこの細胞には、なんと脂肪を燃焼し熱を産生する働きがあるのです。

また、褐色細胞以外に、最近はベージュ細胞と呼ばれる褐色脂肪細胞様の細胞も見つかっています。

この細胞も、褐色脂肪細胞と同様に熱を産生、脂肪を燃焼し、体温を上げてくれる効果があります。

とくに、ベージュ細胞は運動や寒冷刺激で活性化することがわかっています。

褐色脂肪細胞とベージュ細胞を活性化させるためにも、ぜひ肩甲骨の運動に取り組んでください。

肩甲骨のトレーニングは肩甲骨周りの筋肉を柔らかくすることで、姿勢の維持、脂肪の燃焼、体温の上昇など、血管、血行の改善に向けてさまざまなよい影響があります。

では、肩甲骨トレーニングのご紹介です。

基本トレーニング

①背筋を伸ばし、椅子に座ります。
②両肩を後ろにずらし、肩甲骨を背中の中央にぐーっと10秒間寄せてください。

3パターンの肩甲骨トレーニング

基本編

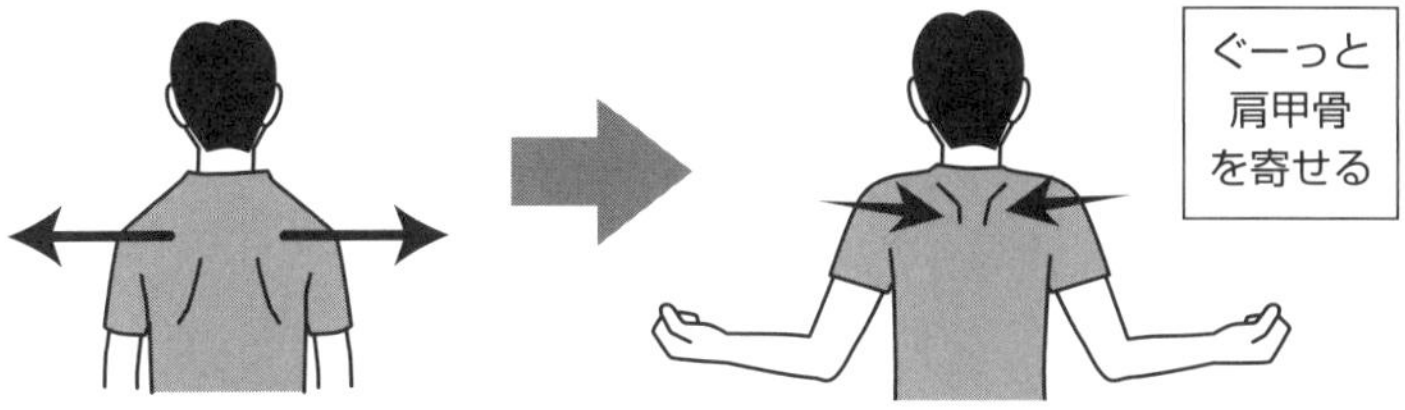

応用編その1

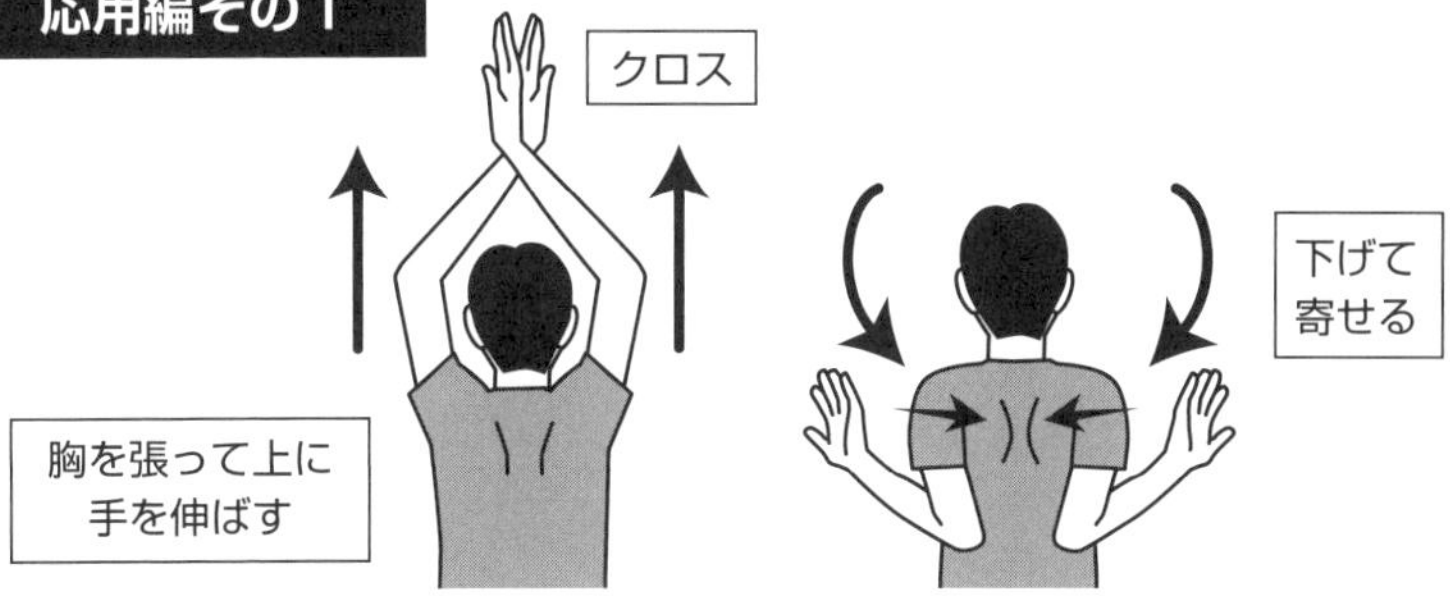

応用編その2

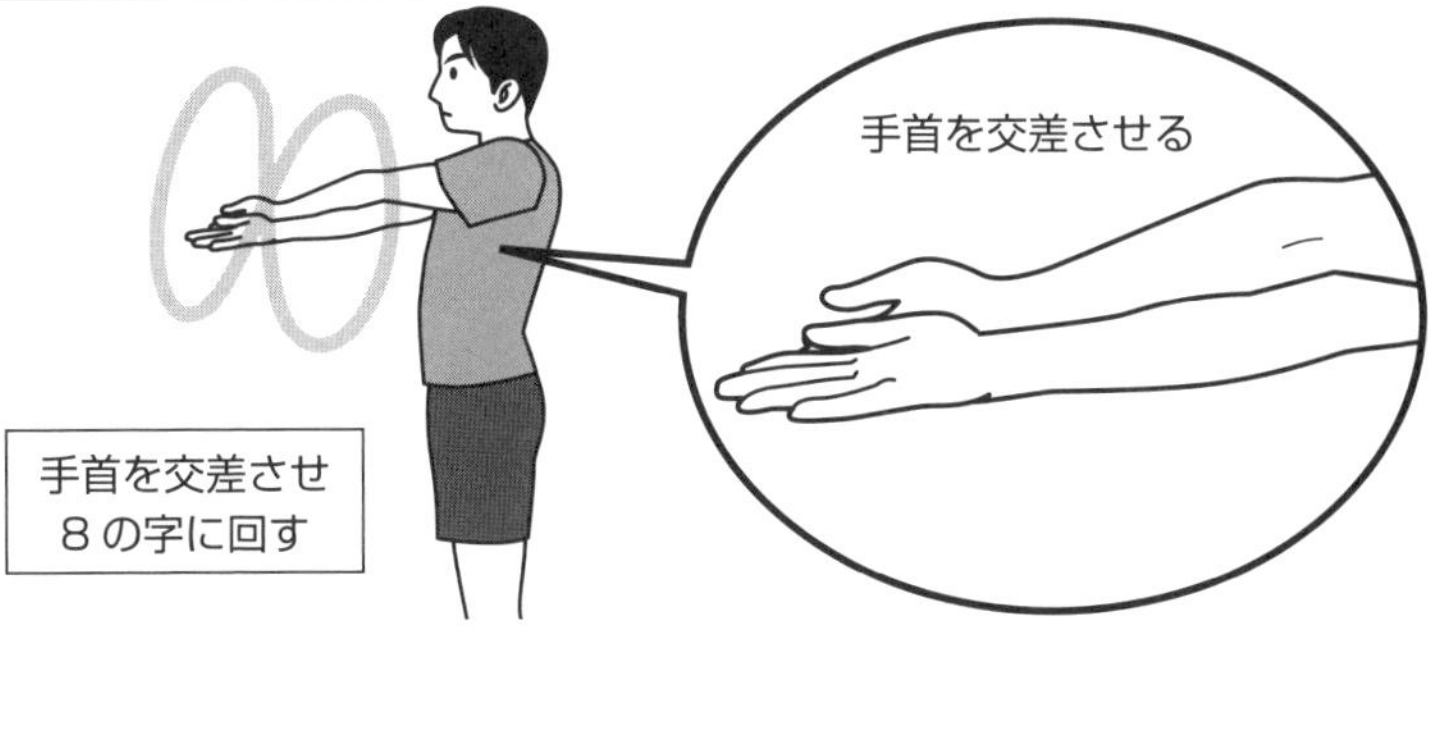

応用トレーニング1

①両手を真上に上げ、両手のひらを合わせながら、手をピーンと伸ばします。腕に耳がくっつく感じです。

②肩甲骨を中央に寄せながら、両肘を下に下ろします。

応用トレーニング2

①両手を前に大きく伸ばします。

②両手を手首のところでクロスさせます。

③肩と腕全体をぐるぐる回します。

今回ご紹介した3パターン、どれも10回繰り返してください。それでも1分でできますよ。

肩甲骨トレーニングで美しい血管と美しいシルエット、両方をいっぺんに手に入れてしまいましょう！

血管ストレッチ

カラダが硬い人は血管も硬かった！

有酸素運動、筋トレに続いて、３つ目はストレッチです。

ストレッチと言うと、硬くなったカラダを柔らかくするトレーニングというイメージがありますよね。

でも、実はそのストレッチで、血管も柔らかくできるのです。

そのポイントは、コラーゲンにあります。

コラーゲンはカラダの弾力性、ハリを司る物質で、体中のあらゆる場所、筋肉やもちろん血管にもあります。

コラーゲンが老化すると筋肉は硬くなり、目では視力低下、皮膚ではたるみ、そして血管では動脈硬化となります。

実は、この老化したコラーゲンがストレッチで引き伸ばされることによって、新しく再生されていくのです。

また、このストレッチの際、ＮＯが放出され、血管は拡がりやすくなります。

ストレッチは、血管強化トレーニングには欠かせません。
では、血管強化に必要な筋肉、前節までに話したふくらはぎ、腹筋、腸腰筋、肩甲骨のストレッチを行なってみましょう。

①全身ストレッチ

両手を上に高く上げ、グーッと伸びを数秒間行ないます。脱力とともに手を下に下ろします。

②ふくらはぎストレッチ

両足を肩幅に広げて立った状態から、片足を大きく一歩前に踏み出します。そのまま前に出た足を膝90度まで曲げていきます。その際に前傾姿勢をとるようにすることと、後ろの足のかかとをしっかり地面につけておくこと、後ろ足の膝を伸ばすこと。これによって後ろ足のふくらはぎがストレッチできます。

座って行なうストレッチの場合、両足を前に大きく出し、膝をぴんと伸ばします。その状態で足首を曲げるようにすると、ふくらはぎがストレッチされます。

③腸腰筋ストレッチ

ふくらはぎストレッチと同じ姿勢をとりますが、今度は姿勢を前傾しないように保ち、後ろ足の膝は少し曲げ、かかとを浮かせてください。この状態で前に出した膝を90度まで曲げると、後ろ足の付け根が伸ばされ、腸腰筋ストレッチとなります。

④腹筋ストレッチ

腹ばいになって床に寝ころびます。そこから両手をついて肘を伸ばし、上半身を反るようにすると、腹筋が伸ばされます。

⑤肩甲骨ストレッチ

両手をぐっと前に伸ばします。そこから首を前に倒し、さらにできるだけ腕を前に引き伸ばし、肩を広げるイメージです。

⑥股関節ストレッチ

椅子に座って、片方の足首をもう片方の足の太ももの上に乗せます。そのまま背筋を伸ばして、前傾姿勢をとります。すると、おしりの筋肉、大殿筋が伸ばされます。

６種類のストレッチ

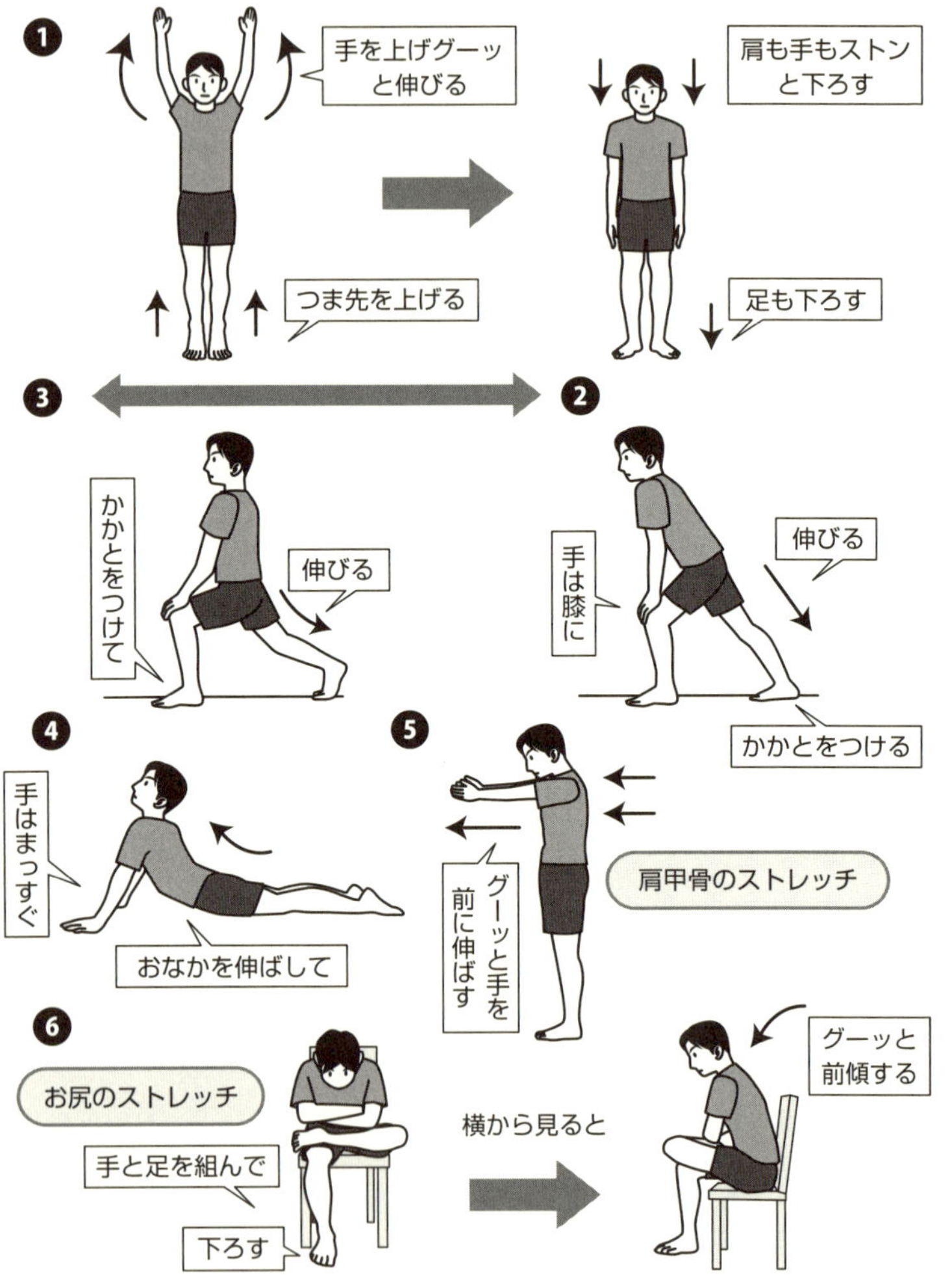

1
手を上げグーッと伸びる
つま先を上げる
肩も手もストンと下ろす
足も下ろす
3
2
かかとをつけて
伸びる
手は膝に
伸びる
かかとをつける
4
手はまっすぐ
おなかを伸ばして
5
グーッと手を前に伸ばす
肩甲骨のストレッチ
6
お尻のストレッチ
手と足を組んで
下ろす
横から見ると
グーッと前傾する

この筋肉は腸腰筋とちょうど拮抗する筋肉です。腸腰筋と大殿筋の両方を伸ばすことで股関節周りが柔らかくなり、下肢の血流アップにつながります。

隙間時間の血管ストレッチ、ぜひ意識してやってみてください。

簡単血管トレーニングメニュー

では、最後に血管強化に必要な筋トレ、ストレッチをまとめておきましょう。

今まで取り上げた筋トレは、1つひとつ別々に行うより複合的メニューとして行なったほうが効果的です。

でも、トレーニングに長い時間はかけたくないですよね。

そんなあなたへ、簡単で短時間のお勧めメニューをご紹介しましょう。

この章に書かれてある各種筋トレやストレッチをまとめていますので、毎日のトレーニングにぜひ取り入れてみてください。

血管トレーニングA　基本パターン

①肩甲骨基本トレーニング（肩甲骨トレーニングの節参照）10回

②ふくらはぎの上げ下げ運動30回
③スローもも上げ運動左右10回ずつ
おそらく約3分で終わります。

時間や体力に余裕があれば、これを3セット行なってください。

それでも約10分で終わります。

血管トレーニングB　応用パターン

①肩甲骨応用トレーニング10回
②ふくらはぎの上げ下げ運動30回を片足のみで行なう
③スローもも上げ運動左右10回ずつ
④ドローイング30秒
この血管トレーニング中、終始腹筋のドローイングをしたまま行なうと、非常に効果が上がります。

さらに可能ならば、スローもも上げ体操の際、ドローイングしたままカラダのねじりを毎回加えるとより効果的です。

このトレーニングは座ったままでも簡単に行なえますので、隙間時間やデスクワークの合間にぜひやってみてください。

血管ストレッチメニュー

①全身ストレッチ10秒3回
②ふくらはぎストレッチ左右30秒
③腸腰筋ストレッチ左右30秒（座っている場合は代わりに股関節ストレッチ）
④肩甲骨ストレッチ30秒

血管ストレッチを行なうときには、呼吸を意識することも重要です。

筋肉は息を吸っているときには緊張し、息を吐いているときには緩みます。そのため、筋肉が緊張しているときに無理にストレッチすると、筋肉を逆に痛めてしまうことがあるからです。

そこで、息を吸うときは筋肉を伸ばさない、息を吐いているときにグーッと伸ばす感覚で行なうこと。そして、あくまでも自分が気持ちいいと感じるくらいまでとし、痛いと感じるほどまでに無理してストレッチしないようにしてください。

6章

血管のストレスコントロール・イメージコントロール

ストレスが血管の最大の敵

さて、続いてこの章では血管強化に必要な習慣、「血管のストレスを取り除く」ことを考えましょう。

前述のように、血管のストレスが原因で血管にけいれんが起き、毎年多くの人が突然死しています。

血管にストレスがかかるのは、なぜだったでしょうか？

それは、カラダとココロのバランスが乱れているからです。

カラダのバランスとは栄養バランスの乱れ。ココロのバランスとは自律神経の乱れです。

ですから、血管ストレスを取る上では、両方の観点から是正していく必要があります。

まずは、血管ストレスと栄養バランスの乱れについてお話します。

これには、ある臓器がとても大事な働きをしています。

それは副腎と呼ばれる臓器です。この臓器、カラダにストレスがかかったときに大活躍します。

副腎は、左右の腎臓の上に付いている豆ほどの大きさの臓器ですが、ストレスコントロールに対して、とても大事な働きをします。

強いストレスがかかると、副腎からストレス対抗ホルモンが分泌されます。

しかし、ストレスに対処する代償として、大量の栄養素が消費されてしまうのです。そのため、個人差はあるものの、強いストレスにさらされている時間が長い人ほど栄養素が欠乏しやすくなります。

栄養素が欠乏すると、副腎はストレスに対処できなくなり、血管にもストレスがかかり続けてしまいます。

また、副腎とは別に、NOをつくるための栄養素が足りなくなっても、血管はNOを放出できなくなり、ストレスが強くかかった状態から抜けられなくなります。

ですから、カラダのバランスから見た血管ストレスコントロール法では、ストレスに抵抗できるように栄養素をしっかりと補給するということが必要になります。

次に、ココロのバランスを整える方法です。

ココロのバランスを整え、自律神経を落ち着かせる方法、それは単純でかつ効果てきめんな方法です。

その方法とは、呼吸法です。正しい呼吸法を覚えるということです。

正しい呼吸法を覚えると、自律神経のうち、ココロをリラックスさせる副交感神経が活性化し、血管の緊張も取れるようになります。

血管のストレスを取り除く技術を会得することが、あなたの将来の血管病を防いでくれます。

血管ストレスを取り除くカギは、正しい栄養と正しい呼吸法です。

ストレスは副腎という臓器で決まる

朝、なかなか起きられない、昼間の疲れが取れない、元気が出ない。最近、そういう方が増えています。

これは、カラダにたまったストレスが蓄積してしまっている状態です。

カラダがストレスを感じたときに、体内ではどんなことが起きているのでしょうか？

あなたにストレスがかかっている最中の状況を、想像してみてください。

仕事で重要なプレゼンをする、大事な試験を受ける、重要な試合がある、上司に怒られている、ジェットコースターで高いところに上っている、彼女に告白する……など。

いずれも大変緊張する状況ですよね。

また、病気になったとき、風邪をひいた、熱が出たなど、体調不良の際にも多くのストレスがカラダにかかってきます。

このとき、血圧は上がり、心拍数は早くなり、手に汗を握り、という状態です。

実は、この緊張の状況をつくり出しているホルモンがあり、アドレナリンと呼ばれています。

そして、ストレスにさらされたカラダのバランスをとってくれるホルモン、抗ストレスホルモンと呼ばれるホルモンがあります。

それが、ステロイドホルモンです。

このストレス対抗ホルモンが、副腎という小さな臓器でつくられているのです。

しかし、現代社会ではあまりにも多くのストレスがあるために、副腎は常にフル回転し、あなたのストレスを取り除くことに懸命です。

でも、やっぱり副腎にも限界があり、やがて副腎は疲弊してしまう。

これを、副腎疲労症候群と言います。

実は、最近こういう方が著明に増えてきています。

副腎疲労を起こすと、ストレスに対抗できないカラダになってしまいます。

全身は緊張状態から解放できなくなり、血管もストレスがかかった状態となります。

当然、血管によいはずもなく、血管は収縮、血圧は上昇、血管は硬くなり、もろくなって、やがて破裂、閉塞の道へ。

そこで、血管ストレス軽減のための副腎のメンテナンス、副腎マネジメントがとても大事になってきます。副腎はストレスに対処する際にとても多くの栄養素を消費しています。

強い副腎をつくるためには、副腎への栄養補給が欠かせません。

また、いかに副腎を休ませるかも大事です。

24時間フル回転で緊張した状態を続けない、意識的に力を抜く時間をつくり出す、ということは副腎のストレス・血管のストレスから見た場合でも非常に有効なことです。

ストレスを、カラダの科学という観点から考えてみる必要もありそうですね。

栄養補給で血管ストレスをとる

さて、ここでは血管ストレスを抑えるために大事な副腎、その副腎をサポートする方法をお教えします。

副腎をサポートするには、副腎にストレスをかけない食事が大切です。

実はこの食事、血管強化のためにご紹介した食事内容とほぼ一致しているのです。

つまり、血管強化を心がけた食事をとれば、自然と副腎も強化され、血管ストレスもかかりにくくなるということです。

では、復習の意味もかねて、もう一度おさらいです。

どんな食事がよいのでしょうか？

まずは、タンパク質、アミノ酸をしっかりとるということです。

アミノ酸はホルモンをつくり出す上で欠かせません。

同時に、血糖を乱高下させる糖質、とくに砂糖などは避ける必要があります。

オメガ3と呼ばれる魚の油も、副腎をよい方向へと改善してくれます。

また、ビタミンBとビタミンCは、副腎の回復には必須の栄養素と言えます。

体内にビタミンBが足りていないと、夜、悪夢を見ると言われています。

疲れている日の夜に悪夢を見たら、ビタミンBの補給を忘れないようにしましょう。

4章でお話しした、グルテン、カゼイン、化学物質、これらはすべて副腎にも悪影響を与えますので、できるだけ避けるようにしましょう。

また、副腎疲労の方は非常に疲れやすくなるのですが、その際、往々にして体内の塩分が欠乏しています。

そのため、とくに疲れているときなどは、塩分を多めにとることも大事です。

ただ、その際は精製塩ではなくミネラルが豊富に入っている天然塩をぜひ使いましょう。

とにかく大事なのは食事。食事の改善で副腎の状態も改善します。

それは、当然血管にも伝わります。副腎と血管はつながっているのです。

最後に、コーヒーについてもお話ししておきましょう。

報告によると、コーヒーを飲むと心臓血管病のリスクが減るという結果が出ています。これは、コーヒーに含まれるポリフェノールが、血管によい影響を与えるからではないかと言われています。

しかし、コーヒーを飲むと副腎からアドレナリンやステロイドが放出され、明らかに副腎に強い負担がかかります。そしてコーヒーへの依存は、副腎疲労へ関連していきます。

コーヒーは、血管にとってよい面も悪い面もありそうです。

私のお勧めは朝一杯のコーヒーにとどめ、夜は控えるようにするという飲み方です。

簡単！ 呼吸法で血管ストレスをとる

ここでは、呼吸の仕方で血管ストレスを取り除く方法をご紹介します。

意識するのは、腹式呼吸です。

腹式呼吸は横隔膜を大きく動かす呼吸です。この動きによって副交感神経が活発化し、カラダはリラックスモードに入ります。

血管のストレスを取る上で大事なことは、血管の緊張状態を避けること、そのためには心身の緊張状態を続けないこと、でした。

そのためにはカラダをリラックスさせる神経、副交感神経を活性化しなければいけません。

通常、この神経は意識的に活性化することはできません。でも、唯一、呼吸法によってのみ、それが可能になるのです。

やり方は至って簡単ですが、大事なことはゆったりとゆっくりと行なうこと。

とくに、息を吐くことに意識を向ける。息を吐く時間を意識的に長くとること。

呼吸は、吸うときに交感神経という緊張の神経が活発化し、息を吐くときに副交感神経というリラックスの神経が活発化します。

だからこそ、息を吐く、呼息に意識を向けていただきたいのです。

しかも、呼息の時間をより長くとれると、より副交感神経は活性化します。

イメージとしては、8秒かけて息を吐き、3秒で吸い込む。

息をできるだけ吐き切ること。すると吸息の際は、息を吐き切った反射で空気は肺に吸い込まれます。

この呼吸に慣れてきたら、徐々に呼息の時間を増やし、15秒から20秒かけて呼息を行えるようになれば非常にいいですね。

そしてこの呼吸法でもうひとつ大事なことは、鼻から吸って呼吸することです。

鼻は自然のフィルターです。鼻から呼吸することで、空気中の雑菌が体内に入り込むのを防いでくれます。

しかし、鼻呼吸の効果はこれだけではありません。

実は鼻の奥にはとても多くのNOがあると言われています。NOは血管拡張物質であり、血管強化には欠かせないものでしたね。

鼻呼吸でNOを肺にたくさん取り入れることで、肺の毛細血管が拡張。効率的に酸素が取り込まれるようになります。

この呼吸法を血管トレーニングの最中に取り入れるのも効果的ですが、とくに血管ストレッチの際に行なうのが一番いいでしょう。

意識的に行なえる血管ストレスコントロール法、ぜひ行なってみてください。

血管ストレスを取る呼吸法とは腹式呼吸で、8秒で吐いて3秒で吸う。そして、鼻から空気を吸い込むことです。

責任感を持ちすぎないように

血管のストレスは、ココロのストレスと直結しています。血管とココロはまさに一心同体。

どんなタイプの方のココロのストレスが、血管にストレスをかけやすいのでしょうか？

血管ストレスがたまりやすい性格は、A型気質と呼ばれる方に多いと言われています。
A型気質の方の特徴とは何でしょう?
次の10項目のうち、自分に何項目当てはまるか考えてみてください。
5項目以上あてはまるあなた、立派なA型気質と言えます。

①几帳面
②せっかち
③責任感が強い方だ
④自分に厳しい
⑤他人にも厳しい
⑥話し方が早い
⑦のんびりすることが少ない
⑧マイナス思考になりがち
⑨アクティブに動き回る
⑩自分が正しいと思ったことは貫く

いかがでしたか？　このようなタイプは、仕事をバリバリしている方、責任のあるポストについている方、経営者や起業家の方に多く見られます。

仕事を一所懸命やればやるほど、知らないうちに血管にストレスをため込んでいるのです。

A型気質はエネルギーがあふれている方に多く、エネルギーがあるうちは実にアクティブに動き回ります。しかし、エネルギーも無限ではありません。

エネルギーはあなたのストレスに対処し続けているうちに、だんだんと枯渇していきます。

すると、血管には強烈なストレスがかかり続け、ある日突然の発作がやってくるはめに。

それも、血管の詰まりや破裂という形で。

大事なことは、ストレスに対抗する栄養素を普段からしっかりととっておくこと、もうひとつは、意識的にリラックスする時間をとることです。

リラックスする時間をとる、何もしない時間をつくる。

A型気質の人には、何もしないことに罪悪感を持つ人がとても多いのです。

アクティブに動き回る人はストレスにも強そうなイメージがあるかもしれませんが、

このような方は周りにストレスを与えることも多い反面、自分にかかってくるストレスも実は相当に多いのです。

突っ走るだけではなく、ときには立ち止まって、周りを見渡す余裕も必要です。自分と違う考えを持っている、自分と違う生き方をしている人間を受け入れることもココロの緊張を取り除き、血管のストレスを和らげてくれます。

考え方を変えてみる、むしろ考えることをあえてやめてみる、相手を受け入れてみる、相手に依存してみる。こんな寛容さが、あなたをココロのストレスから救ってくれます。

そして、そのこと自体があなたの血管を救うことになるわけです。

冷静な自分を演じよう

血管のストレスを取るためには、あえて冷静な自分を演じる、という意識も必要です。

興奮しているとき、怒りを感じているとき、ストレスでイライラしているとき、そのとき血管はどうなっているでしょうか?

血液内は血管を緊張させるホルモン、アドレナリンで満ち満ちています。

血管はキューっと締まり、血圧は急激に上がっていることでしょう。

そして、そのストレスに対抗するために副腎は、一所懸命ストレス対抗ホルモンであるステロイドを出し続けている。

慌てることや焦ること、すべては血管の緊張につながっているのです。

血管が緊張すると、破裂したり詰まったりしやすくなるということはもうごぞんじですね。

熱くなればなるほど、それはあなた自身に跳ね返ってきます。

そこで、熱くなりすぎない、冷静を演じる、冷静を装ってみるのです。

冷静を演じるには、興奮した神経を抑え込む必要があります。

すなわち、リラックス神経である副交感神経を活性化する必要があります。

いつでもどこでも、簡単に副交感神経を活性化する方法がありましたね?

そうです。先ほどお話ししていた呼吸です。

こういうときこそ、呼吸法を活用するべきなのです。

誰でも興奮したときに、深呼吸して自分を落ち着かせたことがあるかと思います。

まさに、あれです。

副交感神経を活性化する効率的な呼吸法は、どんなものだったか覚えていますか？　腹式呼吸ですね。鼻から息を3秒で吸い込んで、8秒でゆっくりと吐き切る。息を吐くことに意識を向ける、でしたね。

このときに大事なことがあります。それは息を吸う3秒と息を吐く8秒を頭の中でしっかり数えることです。これはとても大事なことです。

熱くなっているときは、血管ストレスがかかっているだけでなく、あなたの脳もフル回転しています。

その脳も休ませなくてはいけません。

あえて数を数えることで、脳をそのことに集中させ、それまで考えていたストレスの素を忘れさせるのです。あなたの脳のマネジメントを、あなたの呼吸で行なってあげるのです。

よく、落ち着いた後に考え直してみると、「あれ？　さっき何であんなことに熱くなっていたんだろう？　ああバカバカしい」ということ、誰にも経験ありますよね。

それが、簡単な呼吸法ひとつでできるのです。

冷静な自分を演じて血管ストレスを取り除くための簡単呼吸法、熱くなったら深呼吸、を忘れないようにしましょう。

あなたが冷静になれば、血管も冷静になりますよ。

笑い転げることも大事

でも、冷静ばかり演じていてはつまらないですよね。

逆に、ストレスがたまってしまう人もいるかもしれません。

それを解消してくれるのが「笑い」なのです。

実は、笑いはリラックス神経である副交感神経を高めると言われています。

冷静に演じることが大事なのと同様に、笑いも演じてみることが大事です。

意識的に笑うことで、意識的に操作することで、意識的に副交感神経を高めるのです。

これまで、いくつか副交感神経の高め方の方法をご紹介していますが、これはテクニックです。技術です。

意識して副交感神経を高め、血管のストレスを取る。

そして、それを日常に取り入れ、ライフスタイルに溶け込ませる。

そうすると、無意識のうちに副交感神経が高まっている状態を常につくり出すことができます。

つまり、血管強化の習慣を、あなたのライススタイルに定着させることができます。

笑いは、ココロのストレスも取り除いてくれます。

笑いの少ない生活はココロのストレスを増幅させ、うつのような状態になってしまうこともあります。

実は、うつ病の人には心臓血管病になる方が多いという報告があります。なんと、うつ状態の人が心臓血管病になるリスクは、そうでない人の約8倍から9倍と言われています。そして、その逆もしかり。

つまり、一度心臓血管病を起こした人は、うつになりやすいと言われているのです。

そして、そのような方は再発しやすいとも。

とくに、一度血管病を起こした人は血管のストレスが緊張し続けているので、ちょっとした神経バランスの乱れで再発しやすいのです。

心臓血管病とうつには、深い関連があったわけです。

笑いはネガティブなココロをポジティブに変えてくれます。ネガティブなマイナス思考に陥りがちなA型気質の人に、笑いはきわめて有効と言えます。

血管強化のために、あえて笑って神経バランスを整えましょう。

また、副交感神経を高めることは、血管をリラックスさせるだけでなく、免疫力も高めてくれます。

つまり、風邪などをひきにくいカラダになれるわけです。

ＮＫ細胞と呼ばれる免疫に関する細胞があります。ある実験で、笑いを続けていると、その前後でＮＫ細胞の数が増加したというのです。

血管強化のために行なう方法が、結果的に免疫力もアップしてくれる。まさに一石二鳥ですね。

血管を意識する習慣を持とう

血管を強化する習慣について、ここまで４つお話ししてきました。

それは、「血管への正しい栄養補給」「血管のデトックス」「血管のトレーニング」「血管ストレスの排除」です。

しかし、これらを行なうことが大事だとわかっていても、それを行動に移せなければ、日常に取り込めなければ何の意味もありません。

血管を強化する上で、覚えた知識を行動に移す作業、「血管を意識するライフスタイル」が必要になってきます。

意識しないと続きません。意識したことを行動に移し、これを習慣化することが必要になります。

そのためには、まず3週間続けてみてください。

行動は、3週間続けられると習慣化できる確率が大幅に上昇すると言われています。

1日の始まりは朝、まずは朝から血管を意識することから始めてみましょう。

そのために、お勧めの簡単な方法をひとつお伝えします。

それは、毎朝起きたら必ず体重計に乗ること。

これだけです。

体重計に乗り、体重を見る、たったこの動作だけで健康を意識するようになります。

そして、体重が1キロ増えたら血管年齢もひとつ増えるというイメージを持つとよいでしょう。

実際に、体重計を毎日見るだけのダイエット法というものもあるらしいですよ。

体重計を見るだけの習慣で、毎朝健康を、血管を意識することが簡単にできるようになります。

また、食が大事なことを何度もお伝えしました。血管に悪いものを口にしないようにするにはどうするか？

お勧めの方法は、その食べ物を見たとたん、イヤな気持ちを連想させるようなネガティブなイメージを、あらかじめ勝手に心に植え付けておくのです。

たとえば、化学物質が入った食べ物を見たときに、その食品に防腐剤がスプレーされて虫が死んでいるシーンを想像してみる。牛乳を見たら、牛がホルモン剤を投与されている姿をイメージする、などです。

とにかく、その食べ物を食べたくなくなるイヤなイメージをつくり出すのです。

そうすると、いざその食べ物を口にしようとすると、脳は防腐剤や虫のイメージを勝手に描き始めます。

どうです？　それでも食べたいと思いますか？

これは、脳にあたかも現実に起きているような錯覚を起こさせるトレーニングです。

非常に有効なトレーニングなので、ぜひ行なってみてください。

血管を意識する習慣とは、血管によい栄養をとることを忘れない、悪いものを口にしないようにすることを忘れない。隙間時間に運動することを忘れない。血管ストレスを取るための呼吸法を忘れないこと、です。

1年後の素敵な自分をイメージ

1年後、あなたはどうなっていたいですか?

血管に悪いものに対してネガティブなイメージをつくることが有効だと、先ほどお話ししました。

それとは逆に、血管によいこと、健康に対するイメージをポジティブなことだと脳にイメージを植え付けることも、とても重要です。

脳に健康の楽しさ、血管強化の楽しさを覚え込ませるのです。

健康は、健康な血管がつくり出します。

健康な血管は、健康なココロがつくり出します。

健康と血管、血管とココロはつながっています。

悲観的なココロが血管にストレスをかける。

何事にもクヨクヨしたり、マイナスの心を持っていると、脳はあなたのことを健康だと思ってくれるはずもありません。

今度は、ココロにポジティブなイメージを植え付けましょう。

ポジティブなイメージトレーニングは、きわめて有効です。

ただ、このイメージトレーニングは、漠然とイメージしただけでは心に入ってきません。

具体的なイメージを持つことが大切です。

そこで、1年後の健康状態がどうなっていたいかを、一度じっくりと考えてみてほしいのです。

そもそも、自分の将来の健康像を意識することなんて、今までほとんどの人はなかったと思います。

今の生活を続けていたら、あなたの1年後はどうなっているか？

少しお腹が出た状態がさらに進む1年後、加工食品を食べ続けるこれからの1年、血管にストレスをかけ続け、突然死の危険性がきわめて増す1年後。

そんな将来がイヤなら、今すぐ生活を変えなければいけません。

明日から、では絶対にダメです。

この本を読み終わった直後から、何かができるはずです。

たとえば、「よし、今日から腹式呼吸をやるぞ！」だけでもいいのです。

「今日からパン食をごはん食に変えるぞ！」でもいいのです。

何もやらなければゼロのまま。

でも、何か始めれば1が2となり、10となり、100となり、1年後のあなたに戻ってきます。

1年後にどうなりたいか？

では、そうなるには6ヶ月後には？

そうなるには、1ヶ月以内に何をしてなければいけないか？

そうなるには、今日何をしてなければいけないか？

健康への未来像を描きましょう。健康への明るい未来像を描きましょう。

ここまでお話ししたことが実践できれば、間違いなくあなたの未来は塗り替えられます。

具体的に自分がなりたい健康のイメージを想像し続けることです。

脳は、頭の中のイメージと現実の区別がつきません。すばらしい健康体を手に入れている姿を想像すれば、脳はすっかりその気になってくれるのです。

思考は現実化する、という有名な言葉は健康にもあてはまるのですね。

7章
始めよう！1日10分で血管強化

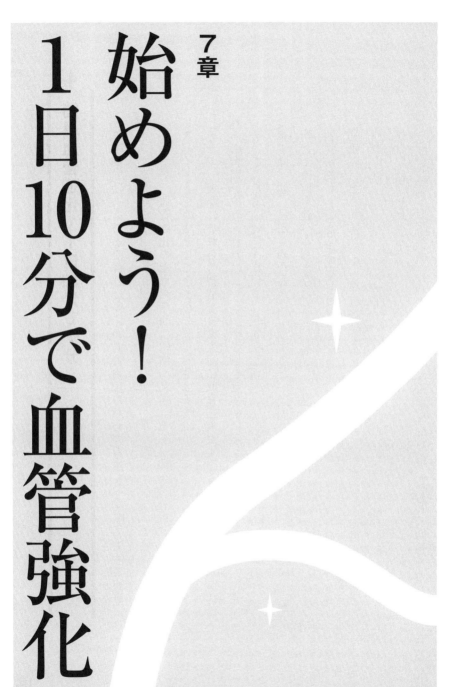

簡単血管強化～1日10分で十分

この章では、ここまで書いた多くの血管強化のための方法を、実際の生活に簡単に取り入れるようにお手伝いします。

ここまで、血管強化のための5つの習慣、栄養、デトックス、トレーニング、ストレス、イメージの話をしてきましたが、内容は多岐にわたっています。

そこで、実際にこれらの習慣を日常生活に取り込みやすいように、1日のどこにこれらの習慣を取り入れればよいか、その例を具体的に示してあります。

そして、実践しやすいように、時間帯別に多くの血管強化例を挙げました。

まずは、朝、目がさめたときにどうするといいのか？

朝食では何を食べるべきなのか？

朝食が終わってからすることはあるか？

通勤時はどうする？

仕事中は？

昼食には何を食べる？

昼休みの過ごし方は？

そして夜は？

もちろん、すべての時間帯にすべての血管強化メニューをこなす必要はありませんし、それでは続くわけがありません。

ですから、最初は自分にできそうなもの、今日やってみたいものだけをピックアップして行なってみてください。

どれひとつとして、難しいものはありません。

たとえば、朝起きたら3分血管強化、昼間に3分、夜に3分でもよいでしょう。

次の日は、朝だけ意識して夜は何もしない、でも構いません。

そうやって、1日10分血管強化に充てる時間をつくってください。

たった1日10分で血管強化です。

毎日好きなものを試して、楽しみながら血管強化にチャレンジしてみてください。

人間は、やり始めがモチベーションのピークであり、そして、人間はすぐ飽きる動物です。

毎日同じことをしないで、今日はこのメニュー、明日はあのメニューというように気軽に行なってください。

もう何度も言っています。大事なことは、これら血管強化方法をライフスタイルに溶け込ませ、習慣化することです。続けることです。

あくまでも無理のない範囲で始めましょう。

最初の目標は低く低く。低い壁を乗り越えて、だんだんと高い壁にチャレンジです。

さあ、今日のあなたは何分間血管を意識できるでしょうか？

この章をしっかりと実践できれば、あなたは見事強化された血管、詰まりにくい、破れにくい、丈夫で健康な血管を、そしてカラダの中からの真の健康を手に入れていることでしょう。

目覚めたらさっそく血管強化

目覚めたとたんに血管強化を行なおうというあなた、その意気込みはとてもすばらしいです。

でも、ちょっと待ってください。

決して気合を入れて、朝、飛び起きないでくださいね。

朝、起きたての時間は、血管のストレスを取る時間です。

目覚めたての時間帯は、血管も神経も筋肉もまだ眠っています。

突然動き始めることで、全身は急に緊張の神経、交感神経が活性化します。

しかし、この神経の変化に血管がついていけないのです。

実は、朝、起きたての時間帯の心臓病、脳卒中の発作が一番多いと言われています。

そこで、目覚めたての血管強化の方法では、リラックスしている副交感神経優位のカラダを徐々に交感神経優位のカラダにシフトするということが一番重要です。

まずはお勧め。朝の布団の中でできる、血管ストレスを取る方法をお伝えします。
①手足の指をグーパーグーパー……最初は、末梢の血行をよくするためにカラダの末梢部分をよく動かすようにします。これによって、全身の血行が目覚め始めます。
②続いて、足首の曲げ伸ばし運動、その後、もも上げ運動……末梢から徐々に体幹への運動に変えていくことで、スムーズに交感神経を優位にさせていくことができます。
次に、朝布団から出たら、カーテンを開けて朝の太陽の光を積極的に浴びてください。

朝の光を浴びることで、目覚めの神経、交感神経が活性化されます。

また、朝はストレス対抗ホルモンがたくさん分泌される時間帯なので、血管のストレスも抑えてくれます。

自律神経を太陽のリズムに合わせることが、血管ストレスを軽減することにつながるわけです。

続いて大切なこと。それは、朝起きたら必ずコップ1杯の水を飲むこと。

寝ているうちに、カラダからはたくさんの水分が汗となって失われています。そのため、朝起きた時点では脱水状態となり、血液が濃くなっています。

脱水状態での活動は、血管に大きなストレスをかけることになり、血管の破綻につながります。

また、とくに避けていただきたいことがあります。

それは、朝、起きた直後のジョギングなどの運動です。

血管トレーニングは大切なことですが、この時間帯にいきなり行なうと血管に過剰な緊張が走り、血管はけいれんしやすくなります。

朝起きてすぐに運動したい方は、血管を目覚めさせる準備をしっかりと行なってください ね。

そうしないと、血管強化のつもりがとんでもない逆効果になってしまいます。

間違った血管強化トレーニングは危険です。

そうそう。体重計に乗って、朝の血管年齢確認も忘れずに。

朝食でも血管強化を意識する

ここでは、血管強化に適した朝食をご紹介します。

朝食で効率的に血管への栄養補給を行ないましょう。

朝は、まだ血管が半分眠っています。

そこに多くの食べ物を胃腸に入れると、消化吸収のために腸は一所懸命働かなければなりません。

吸収した栄養素を全身に運ぶために、当然、腸管の血流は増え、血管の負担量は増していき、血管にストレスがかかってしまいます。

そこで、朝は腸に負担をかけないものをとることが必要です。

私のお勧めは、朝にしぼりたて野菜ジュースをとることです。

コンビニなどで売っている野菜ジュースではだめですよ。

生野菜をジューサーにかけて、その場でつくったものであることが必要です。

そこでぜひ、ご家庭にジューサーを購入することをお勧めします。

ただ、ジューサーは絞りかすとジュースが分離されないタイプのものを必ず選んでください。

絞りかすは、食物繊維の宝庫ですから。

また、市販の野菜ジュースは熱処理加工が施されていますので、抗酸化ビタミンであるビタミンCが破壊されてしまいます。よってNGです。

つくりたてにも、ぜひともこだわってください。

つくりたての野菜ジュースの中には酵素や抗酸化物質であるファイトケミカルが豊富に含まれていますので、血管への栄養補給として最適です。

つくり置きしてしまうと、その間に酵素やファイトケミカルが酸化してしまい、効果が激減してしまいます。

私のお勧め野菜ジュースは、ニンジンジュースです。

ニンジンには、豊富な抗酸化物質βカロテンが大量に入っています。

ニンジンだけでもいいのですが、野菜だけでは飲みにくいという方は、リンゴやバナナなど果物を混ぜるととても飲みやすくなります。

ただし、ニンジンはビタミンCを破壊してしまうので、レモンやクエン酸を少量加えてください。

甘味がどうしてもほしい方は、少量のはちみつを加えてください。砂糖はだめですからね。

朝食では、腸に負担をかけないで効率的に栄養をとることを考えましょう。

また、朝の1杯のコーヒーは心臓血管病のリスクを減らすという報告があります。

朝食にコーヒーは欠かせないという人もいらっしゃると思います。朝は交感神経を活発化する上でも、コーヒーの手助けを受けても構いません。

ただし、決してコーヒーに砂糖、ミルクを入れないこと。そして、一日中コーヒーに依存しないことです。

また、活性化し始めた抗ストレスホルモンをサポートするために、副腎サポートであるビタミンBをサプリメントとしてとるのも効果的でしょう。

朝食後にちょっとだけ動きたいあなたへ

さて、朝の野菜ジュースも飲み終わりました。

ここで、仕事に出かけるまでの3分を血管強化のために使いましょう。

この時間帯、まだカラダが目覚めずに副交感神経が優位になっている方、逆に交感神経が優位になりすぎがちな方の2通りの方がいらっしゃいます。

副交感神経優位な場合、交感神経を目覚めさせましょう。

朝食後の血管強化トレーニングです。

お勧めは、血管トレーニング基本パターンを1セット、その後、時間があれば血管ストレッチを1セット行なってください（詳細は5章参照）。

ストレッチをしてから運動する方をよく見かけますが、先に運動し体温が上がったところでストレッチを行なうことが必要です。

先に運動をしておくと、筋肉への血流が増した状態でストレッチに臨めます。

すると、スムーズに筋肉、血管が伸び、けがもしづらくなります。

冷え切ったカラダでのストレッチは危険なのです。

また、この運動中に、同時に血管のストレスも減らしてしまいましょう。

それは、笑いです。

運動が辛い、きつい、面倒だと朝から考えながら運動をしているようでは、効果は半減です。

運動中に、あえて笑顔をつくりながらやってみるのです。

笑顔でやると、脳が勝手にポジティブになり、このトレーニングは楽しいことなのだと勘違いしてくれます。この笑顔をつくりながらのトレーニング、注意点はたったひとつ。くれぐれも外でやるのは控えましょう。外でやると、あの人、ちょっと変わっている？　なんて思われてしまうかも。

また、ポジティブなイメージを想像しながら運動をするのもよいでしょう。血管が伸びているイメージ、今日もまた血管が若返ったというイメージです。朝起きて健康をイメージ、朝食でイメージ、運動中にイメージ、これを続けることで健康によくなさそうなものに不快感を覚えるように脳が変わってくれます。

反対に、今日は昼間に大事な仕事が控えている、テストがあるなど、朝からすでに交感神経が過剰になりかけている場合、運動とはまったく逆、この時間帯に血管ストレスを取ることに集中するという手もあります。

それは、瞑想です。

何も考えないでひたすら1分間、目をつぶり呼吸をすることだけに集中する。たったこれだけで、過剰なストレスがかかりすぎるのを防いでくれます。

瞑想は、朝にいきなりアクセル全開で動こうとするA型気質の人にとくに効果的です。

こういう方は、朝にたった1分瞑想することが、とても苦痛かもしれません。何かやっていなければいけないのではないかと思うからです。

でも、雑念を取り払う朝のたった1分が、あなたの血管ストレスを大幅に減らしてくれるのです。

その日の体調に合わせて、血管トレーニングと瞑想、好きな方をやってみてくださいね。

通勤時間は絶好の血管トレーニングタイム

さて、家を出て仕事に向かうまでの通勤時間、あなたはどんなふうに過ごしていますか？

通勤時間は、絶好の血管トレーニングのチャンス。まさに血管トレーニングのゴールデンタイムです。

いくつかパターンに分けて、お勧めトレーニングをご紹介しましょう。

①家から駅まで、または駅から会社までの歩行時
腸腰筋ウォーキングプラス腹筋トレを試しましょう！

やり方は簡単でした。背筋をピーンと伸ばしながら大股で歩くこと。この歩き方に変えるだけで腸腰筋はどんどん鍛えられていきます。

同時に呼吸法も取り入れましょう。歩行に合わせて呼吸をします。鼻から吸って口から吐く、腹式呼吸を行ないます。4歩歩きながら息を吐く、次の2歩で息を吸う、次の4歩で息を吐く。

4歩、2歩、4歩、2歩の呼吸リズムです。

歩くペースは人によって違うので、歩数のリズムは個人個人で変えても構いませんが、ポイントは呼息を長くとることです。

ですから、8歩で吐いて4歩で吸う、8歩、4歩、8歩、4歩のリズムでも構いません。

②電車に乗っているとき

まさか、電車で座っていないですよね？

ここでは、腹筋トレプラスふくらはぎトレを行ないましょう。

これもやり方は簡単。電車の中で立ったまま30秒の腹筋トレ、ドローイングを行ないます。

そして、周りの目があまり気にならなければ、ここにそーっと30回のふくらはぎトレーニングを付け加えられれば非常に効果的です。

1分で終わるはずですので、5セット行なっても5分で終わりますよ。

また、腸腰筋は姿勢正しく立っているだけでも鍛えられます。

電車に乗っている間は姿勢を正しく保つことに集中。気が向いたらドローイングやふくらはぎトレを混ぜ込みましょう。

③車通勤の方、電車で座ってしまった方

大丈夫です。座ってできる血管トレを行ないましょう。

それは、やっぱりドローイングが基本です。

シートにもたれて座っているだけではなく、シートに寄りかからずに姿勢正しく座ってみると、その間、腸腰筋が鍛えられています。

また、周りに誰もいないのを利用して、肩甲骨トレーニングをやるのもいいですね。

通勤時間は、最大の隙間時間。

その時間に積極的に3分から5分の血管トレーニングを行なうだけで、あなたの未来は変わってきます。

この時間帯、使わない手はありませんよ。

昼食こそ血管強化

昼食で意識する血管強化は、もちろん血管への栄養補給と血管デトックスへの意識、です。

実践していただきたい、いくつかのポイントをお伝えします。

①昼食では肉食男子、肉食女子になれ

血管への栄養でタンパク質が欠かせないということは、もう何度もお伝えしていることです。

タンパク質をたくさんとりましょう。

タンパク質を多くとることは、血管の材料、副腎ホルモンの材料となるため、欠かせません。

ですから、肉料理をぜひ積極的に食べてください。

その際に注意することは、

焼き目を避ける……焼き目には糖化物質ＡＧＥがたくさん含まれています。

脂身は控えめに……肉の脂に含まれる飽和脂肪酸は血液中のコレステロールを上昇させてしまいます。

何度も噛んでから飲み込む……噛むことで唾液がたくさん出る、また肉の繊維質がしっかりと切断される、このことが腸での吸収をしやすくし、腸の負担を減らしてくれます。

もちろん、タンパク質を動物の肉ばかりからとるのではなく、血液サラサラ成分であるＥＰＡ、ＤＨＡがたくさん含まれている魚料理をしっかり食べることも大事です。

②葉野菜を大量に食べる

葉野菜には食物繊維が豊富に含まれています。これが、腸内の善玉菌を増やしてくれます。

未消化で残ったタンパク質も、食物繊維がスムーズに便として排出するのを手伝ってくれます。

そして、野菜サラダを食べるときに注意すること。それはドレッシングです。

オリーブオイルを使える状況であれば、迷わずオリーブオイルをかけて葉野菜を食べましょう。

ドレッシングの正体がわからないときは、いっそのことドレッシングをかけるのをやめましょう。

ドレッシングに使われている油に、血管にダメージを与える油が使われている可能性があるからです。

③血管を強化する食材が含まれたメニューを探そう

血管を強化してくれる野菜を、いくつかご紹介しましたよね。

お昼のメニューに迷ったら、血管強化野菜が入っているかどうかで判断するのもいいですね。

復習の意味で、ざっと血管によい野菜を記載しておきますね。

血液サラサラ野菜……タマネギ、ニンニク、ネギ、ブロッコリー

抗酸化力がとくに高い野菜……トマト、ブロッコリー、ニンジン

腸を健康にしてくれる野菜……レタス、ニンジン、ゴボウ、ブロッコリー

血管強化ビタミンが豊富な野菜……アボカド、ブロッコリー、ホウレンソウ（3章を参照）

④外食の場合は喫煙ＯＫの店は避ける

受動喫煙は、血管を老化させます。せっかく食べ物で血管を強化しているのに、受動喫煙で全部チャラになってしまいますので、喫煙ＯＫのお店は避けるようにします。

昼寝も立派な血管強化

昼寝をして血管を強化しましょう。

これは、楽して血管を強化できる習慣なので、ぜひ取り入れてください。

昼寝は血管のストレスをとる時間、血管のデトックスを行なう時間です。

朝から昼まで一所懸命働き続けたあなたのカラダは、交感神経優位の状態がずっと続いています。

そのために血管の緊張状態が5、6時間は続いています。

そこで、昼寝です。

昼寝は、午前中に酷使した交感神経を休ませ、蓄積した血管ストレスをリリースする時間です。

昼寝をする時間なんてないよ！　なんて言わないでくださいね。

1日のどこかの時間で強制的にストレスをリセットする時間をつくる努力をすることが、血管病の予防になるのです。

もちろん、昼寝にそんな多くの時間はかけられないでしょう。

昼寝の時間は、たったの5分で構いません。

たったの5分寝るだけで、午後に向けたエネルギーチャージができるのです。

昼寝によって副交感神経は活性化します。そのことで得られる効果はたくさんあります。

①疲労回復効果……体内にたまった疲労物質、老廃物質を減らします。

②脳のリセット……午後からの集中力、記憶力アップに役立ちます。

③腸の負担軽減……腸が昼ご飯の消化に集中できるので、デトックスの効率が上がります。

④血管のリリース……副交感神経優位になることで血管は拡張し、血管ストレスを軽減させることができます。

昼寝は5分でOKだとお話ししましたが、大事なことはあくまでも短い睡眠にすることです。

長くても20分以内にしましょう。決して30分以上昼寝時間をとってはいけません。

昼寝は長すぎると逆効果です。

とくに30分以上寝てしまうと、脳が熟睡状態にまで入ってしまうことで、起きた後ボーッとしたり、また夜の不眠を招くことになりかねません。

そこで、寝過ぎを防ぐ方法です。

1つ目は、自己覚醒法を使うことです。

これは、5分経ったら自分で起きると決めてから寝る方法です。

5分後に誰かに起こされたり、目覚まし時計で目が覚めた場合に比べて、起きた後の眠気が抑えられ、スッキリと午後の仕事を始められるのです。

また、寝るときは、横にならずに、ソファなどに座った状態で眠ることです。

どうしても短い時間で起きられない人は、昼食後にあえてコーヒーなどのカフェインをとっておくと、昼寝後に目覚めやすくなります。

睡眠は、免疫力を高めてくれることもわかっています。これは短い昼寝についても言えることです。

たとえ眠れなくても、目をつぶって休んでいるだけでも免疫力は上がります。

寝ている最中にはメラトニンという物質が増え、これが活性酸素を減らしてくれるとも言われており、血管のデトックスにも昼寝は効果的なのです。

これは必須！　午後の血管トレーニング

午後の血管トレーニングは、決して省いてほしくない血管強化法のひとつです。隙間時間、仕事帰りなどに、ぜひとも捻出してほしい午後の5分間です。トレーニングは5分、いや3分で終わりますので、サボらないでくださいね。トレーニング内容は、血管トレーニング基本編、応用編どちらでも自分がやりやすい方を選んでください。

このトレーニングは、座ったままでもできますので、デスクワークの合間に気軽に行なうことも可能です。

どちらか1セット行なうだけでも構いませんし、慣れてくれば両方行なったり、複数セット行なうのもいいですね。

午前中にしか時間が取れないなら、午前中に行なってください。効果に変わりはありません。

時間が取れるなら、午前1回午後1回など、1日のうち何回やっても構いません。

物足りなく感じてくるようであれば、どんどん回数を増やして自分のライフスタイルの中に溶け込ませましょう。

また、常に多目の水をとることを心掛けてください。水を飲むことはカラダのデトックスの基本です。

水をたくさん飲んで、尿をたくさん出して毒物を排出してください。

とくに、デスクワークが長い方は、同じ姿勢でいるために血行が滞りがちになり、血液も固まりやすくなります。水をたくさん飲むことでトイレの回数は増えてしまいますが、血管に刺激を与えるという観点からは、席を離れて少しでも歩くということはとてもよいことです。

実際に、連続して4時間以上座り続けている方の心臓血管病のリスクは大幅に高い、と言われています。

このトレーニングはぜひとも習慣化していただきたいのですが、長続きさせるコツは、まず3週間続けることです。

まずは3週間の達成を目指して、トレーニングを始めましょう。

1日の業務の中での血管トレーニングの時間を、先にスケジュールに組み込んでしまう方法も有効です。

普段なら1日かけてやっていた業務も、たとえば4時から血管トレーニングだからそこまでに終わらせなければいけない、というようにデッドラインを決めてしまうと、逆に仕事への集中力が増し、仕事のパフォーマンスも上がる、というメリットも生まれてきます。

最後に、毎日のトレーニングを習慣化させる、いくつかのお勧めの方法をお伝えしておきます。

①自分にご褒美を作る、お祝いをする

たとえば1週間継続できたら、何か自分にご褒美など、ゲーム感覚で続けてみる。

②周りに宣言する

周りの人に「トレーニングを必ずやる」と宣言します。血管強化にはダイエット効果ももちろんあるので、「ダイエットをするぞ」と宣言するのもいいでしょう。

③友達と一緒に競い合う

④SNSに自分の習慣を投稿してみる

自分だけでやらないで、周りを巻き込むことも習慣化成功のポイントとなります。

血管強化は夜もできる〜宴会中も血管強化だ

夜は、血管のストレスを取り除く時間帯です。

さて、お仕事も終わり、いよいよ楽しいアフターファイブ。

仕事のストレスなど、いろいろなことを夜の飲み会で発散することも大事なこと。

決して否定はしません。

ストレスをため込んだまま1日を終えることは、血管にもよくありません。

そして、この時間帯だって賢くふるまえば、立派に血管強化はできます。

そこで、宴会中にもできる血管強化法を、いくつかご紹介しましょう。

①絶対に受動喫煙を避けること

煙草の煙からはできるだけ離れましょう。どうせなら、幹事になって喫煙不可の店を予約してください。

②頼むお酒は焼酎の梅干割り

焼酎には糖分が入っていないので、カラダが糖化、血管が糖化するのを防いでくれます。

梅干は、1日の仕事が終わり、血管がストレス過多な状態で酸性に傾いたカラダを元に戻してくれる強力なアルカリ食品なのです。

梅は、肝臓解毒機能を高める作用も持っています。つまり、アルコールの肝臓でのデトックス能力を高めてくれるわけです。

ただ、多量のアルコールは肝臓を疲弊させ、血管のデトックス効率も落ちてしまいます。飲み過ぎは厳禁なのは言うまでもありません。

③最初に野菜を食べる

そして食べ物です。早食いは厳禁！　必ず最初に野菜を食べ、カロリーの高いものは15分経ってからにします。

15分経つと、先に食べた野菜の影響で胃が膨らんでいるので、食べ過ぎを防いでくれます。

④笑いを忘れずに

これはとても大事なことですが、宴会中はたくさん笑ってください。笑いは血管のストレスをリリースしてくれます。

⑤就寝時間を意識する

常に就寝時間を意識してください。そして就寝2時間前になったら食べるのをストップすることです。

この2時間の意識は、とても重要です。

日本人には胃酸過多の方が多く、夜遅くまでの飲食が翌朝の胃もたれを招き、副腎を疲労させ、血管ストレスも増加します。

できるだけ、就寝2時間前には家に帰りましょう。

そして帰宅後、ここからは副交感神経を優位に高める時間帯です。

血管の緊張を取る上で効果的なのは、お風呂です。

この際に、ぜひマグネシウムを浴槽に入れて血管デトックスを行なってみてください。マグネシウムには、血管拡張効果がありましたね。ただし、このマグネシウム風呂、くれぐれもお酒を飲んでいないときに入ってください。

就寝前にビタミンCをとって、血管や副腎の疲れを取るのもよい方法です。

そして、寝る前は明るい光を避けること。枕元でのスマホなんか厳禁ですよ。

血管が緊張したままで眠りにつくと、翌朝はとんでもないことになってしまうかもしれません。

リラックスした状態をつくり出して、十分な睡眠をとってくださいね。

では、おやすみなさい。

おわりに

最後まで本書を読んでいただき、本当にありがとうございます。

従来から言われていた血管病のリスクに、生活習慣病があります。

糖尿病、高血圧、コレステロール、肥満、喫煙などです。

ごぞんじの方も多いでしょう。

私は入院された自分の受持ち患者さんたちに、くどいくらいにこんな話をしたものでした。

「糖尿病をよくしてくださいね」

「血圧に気をつけましょう」

「脂っこいものをとらないようにね」

もう二度と血管病を起こさないでほしいと願いながら。

にもかかわらず、多くの方が再度心臓血管の発作を起こし、舞い戻ってくるのです。

何度も何度も治療しても、またしても救急病院に帰ってくる。

そういう人のなんと多いことか……。

この本をお読みになったあなたなら、おわかりいただけるでしょう。

生活習慣病を治すだけではダメなんですね。

血管が破綻してしまう前の予防、生活法、根本治療を普段からしっかりと考え、行動しなければいけないのです。

私は、現在クリニックに来てくださる多くの患者さん1人ひとりと向き合い、血管病にならないための5つの習慣、血管への栄養やデトックス、トレーニング、ストレス、ライフスタイルの話をしています。

でも、やはり限界があります。

そのことをもっと多くの人に知っていただきたい。

本書には、そんな私の思いが詰め込まれています。

この本は、従来の血管の病気を治すための医学書とは、一線を画していると思っています。

今までの血管の病気に関する本は、糖尿病や高血圧などの恐ろしさを伝えるものの
その背後に隠れている原因には誰も触れようとしていませんでした。

しかし、本当に知らなければいけないことは、もっともっと基本的な部分です。

栄養のとり方や運動の仕方や生き方の問題なのです。

この本がきっかけになって、少しでも血管の大切さに気づいていただければ、本当にうれしいです。

この本では、1日10分だけ、血管強化に努める時間をとってください、とお話ししました。

たった10分とはいえ、実際にやり続けるのはなかなか大変だと思います。

でも、ぜひとも1日10分の血管強化法を続けてみてください。

そして、まずはあなたの生活が健康を意識した生活に変わっていただくきっかけになればと思います。

多くの人は、普段、健康を意識していません。

当たり前に手に入っているものを当たり前と考え、油断しています。

本書によってその意識を少しでも変えることができ、血管を鍛えることに興味を持ってもらえるとうれしいです。

本書では血管強化に特化してお話ししましたが、すべての病気の根源は同じです。

正しい栄養バランス、正しいストレスバランス、正しい身体バランスを維持することができれば、血管病はもとより多くの病気を防げます。

血管の強化を知ったあなたは、あらゆる病気や健康の不安を取り除く方法論をすでに手に入れています。

そして、血管の強化を習慣化できたあなたは、あらゆる病気に立ち向かい、あらゆるストレスをはねのける力を持っています。

目指すは、本当の健康、カラダの内側からの真の健康とともに始まる新たなライフスタイルです。

著者

著者略歴

杉岡充爾（すぎおか　じゅうじ）

医学博士 すぎおかクリニック 院長
1965年生まれ 千葉大学医学部出身。千葉県船橋市立医療センターの救急医療に約20年、最前線で日夜、心筋梗塞などの生死に関わる治療に携わり、約10,000人の心臓の治療にあたる。「昨日まで何でもなかったのに急に倒れて……」という遺族の言葉から、予防医学の重要性を説こうと決断。救急医療の道から予防医学の道を極め、2014年5月より「すぎおかクリニック」を開院。わずか1年で延べ18,000人が通院、誠実で患者と同じ目線で寄り添う人柄が噂となり患者が殺到。顧客満足度100%という驚異の人気クリニックとして数々のメディアなどにも出演し、多方面で活躍中。日本内科学会認定医、日本循環器学会専門医、日本抗加齢医学会専門医、日本医師会認定健康スポーツ医、日本心血管インターベンション治療学会専門医。

1日10分！　強い血管をつくる5つの習慣

平成28年9月28日　初版発行

著　者 ―― 杉岡充爾

発行者 ―― 中島治久

発行所 ―― 同文舘出版株式会社

東京都千代田区神田神保町1-41　〒101-0051
電話　営業03（3294）1801　編集03（3294）1802
振替00100-8-42935
http://www.dobunkan.co.jp/

ISBN978-4-495-53351-9
印刷／製本：三美印刷
Printed in Japan 2016